心 理 治 疗 译 丛

钱铭怡　主编

简明综合心理治疗

——多模式方法

〔美〕阿诺德·A. 拉扎勒斯　著

方莉　程文红　译

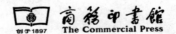

商務印書館
The Commercial Press
创于1897

BRIEF BUT COMPREHENSIVE PSYCHOTHERAPY:

The Multimodal Way

by Arnold A. Lazarus

一缕书香

（代丛书总序）

当心理治疗丛书的第一本付梓的消息传来时，我仿佛已经感受到了丛书带来的那一缕书香。

现代心理治疗源于西方，对西方心理治疗专业书籍的学习成为我国心理治疗实践与研究发展中必不可少的基础。有感于此，我们组织翻译这套译丛，持续介绍西方现代心理治疗各流派的主要著作。

无论对于心理治疗领域的工作者，还是普通读者，这套丛书都值得研读。社会的发展，使个体越来越关注自己的心理健康，中国的民众对心理治疗与咨询的需求也在日益增长。近几年来通过短时间培训进入心理咨询和治疗领域的人已达十万之多。由于培训不足，在心理咨询和治疗过程中遇到困难是可以想见的。读一读这套丛书，学习心理治疗大家的智慧，将有助于咨询和治疗师了解来访者的防御机制，澄清治疗中遇到的阻抗，学习如何运用治疗的理论观点指导自己的临床实践，搞清不同技术使用中的适应证。进一步，可以了解这些心理治疗大家们对心理障碍的理解，学习他们遇到问题时的思维方式。更重要的是，对这些经典著作的研读，对读者理解他人，理解自己，理解人生，定会有所启迪。

这套丛书，在选题方面，不求新，不求异，追求的是经典和久经考验。目前所选择的书籍，出版年限均在十年以上，有些甚至达到二十至三十年以上，许多是多次再版，广受欢迎的经典名著。这些大家名作，经历了时间的检验，令人想到陈年佳酿，年代愈久远，香气愈醇厚。这套丛书，在翻译方面，不求快，不求廉，追求的是质量和忠实于原文。我们要求译者都是临床心理学和医学的硕士和博士，他们接受过比较系统的心理治疗培训,英语水平也比较高,而且都为其他出版社翻译过相关专业书籍,具有一定的经验。

　　在现代社会,每个人都忙忙碌碌,人们被各种事务缠绕着,被各种不同的成就指标牵制着,被各种信息、媒体、网络文化裹挟着,行色匆匆,追求着效率与成功。在这种情况下,物质生活丰富了,却常常滋生出对精神生活的不满。当你手捧一本高质量的图书,徜徉在心理治疗大家们的思想之中,沉浸在心理治疗知识的海洋之中时,你会体验到身心的澄静,心智的愉悦,智慧的提升。这正是我在听到这套丛书即将付梓时想象到的情形。我相信阅读这套丛书,将带给读者一缕沁人心脾的书香……

钱　铭　怡

于 2007 年 6 月 21 日,北京

阅读不是为了反驳和驳斥，不是为了相信和信以为然，也不是为了找到谈资和讲道，而是为了权衡与思考。

——弗朗西斯·培根

语言塑造了我们的思维；它为我们的期望增添色彩，并使之成形；它限定或扩展我们的同情心；它使我们每个人的自我按照某种方式保持连贯性。无论我们是否意识到这些，它们都在影响着我们。

——雅克·巴尔赞

目　　录

序

　　"要治愈由于环境或自己所致的心理疾病,理解与推理花费了大量时间,却收效甚微,真正需要的是对每件事都坚决地采取行动。"

——歌德

　　我和阿诺德·拉扎勒斯是三十多年的老朋友。我们共用办公室里的一台冰箱,一起散步、交谈,一起看着我们的孩子长大、结婚、再婚,我们还一起参加了许多热烈而充满智慧的讨论会。那些主要通过我们所发表的文章认识我们的人相信我们频繁的"无所顾忌"的书面交流必定意味着我们是劲敌。但事实上并非如此,拉扎勒斯是我专业上的同事,我非常珍惜我们之间的友谊。但这些都不是我乐意写序的理由,对他学术造诣的敬重才是我撰写此文的真正原因。

　　现在再度流行马里奥·普佐(Mario Puzo)所写的关于西西里岛黑手党的传奇故事,按照他的说法,"大腹便便的男人"容易被人重视——因为看上去有气势,有权势;一个男人的本质是要在世界上留下让所有人都能看到和认可的痕迹。正如我们非常怀念的已故的佩里·伦敦所指出的,行为治疗也是如此。行为治疗已经发展为一个举足轻重的流派,凭借其本身的特色已经变得很有影响力且非常重要。然而摆在我们面前的问题是:阿诺德·拉扎勒斯和多模式治疗是不是取得了相似的地位? 在序言中提到这一点是否合适? 实际上,所有的心理卫生专业人员对第一个问题的回答都是"是的";但是对于第二个问题,有很多人会坚持认为序言不是对多模式治疗或拉扎勒斯的专业贡献进行客观、批判性评价的恰当地方。有人主张序言应该反映客观的无争议的内容。

　　我的立场是鲜明的。虽然敬重拉扎勒斯及其成就会使我以正性的角度看待问题，但我仍然从专业角度对其人及其工作进行深入思考。一篇诚实的序言既能提供恰当支持，又不应该充满单调的谄媚之词。如果多模式治疗——不是拉扎勒斯——真的像我所确信的那样已经成为举足轻重的一种治疗方法，那么序言就应该是对其进行正确评价并有望得出积极结论的恰当地方。

　　至少是为了预测疗效的好或坏，需要对治疗进行管理控制，同时也必须以这个准绳来评估多模式治疗。毋庸置疑，治疗管理需要确切有效的干预方法，这些干预方法应该是有效、短程、花费最小而且受消费者欢迎的。以行为治疗为名义的很多方法就符合这些标准。那么是否能说多模式治疗也同样如此呢？如果是，多模式治疗又是如何与行为治疗总体结构相吻合的？

　　本书的前言一开始就提出是否有必要或空间再来写一本关于简明心理治疗的书。拉扎勒斯的回答是坚定的：“是”，前提是书中描述的方法应该简洁、全面、有效，而且在其他书中还没出现过。他的这本书详细阐述了多模式治疗及其方法，可见是符合上述这些苛刻的标准的。拉扎勒斯令人信服地论证、强调了多模式治疗的效率、效力以及有效的应对反应，而不是着重于含糊“治疗”缺乏依据的、想象中的内心深处的情感问题。至于“简明”与“综合”这两个概念之间存在的明显矛盾，正确的观点是，如果受训的治疗师完全、真正地掌握了构成多模式治疗核心的 BASIC I. D. 内容，并善于在实践中加以运用，就有可能使治疗既简明又全面。

　　读者可能希望在通读这本书时通过对关键问题加以思考，来更清楚地理解本书内容，因此我们把这些关键问题以问句形式罗列如下：

1. 从理论的角度来看，多模式治疗是不是一个提出一整套系统的、从根本上是全新概念的新理论模式？

xi 2. 多模式治疗是方法学上的一次重要创新吗？如果是，它的特殊优势是什么？

3. 多模式治疗就是多模式行为治疗吗？它同样也是主流行为治疗
   中的一部分吗？或者就像拉扎勒斯在本书及他早期著作中宣称
   的那样已经"超越了"行为治疗？

4. 如前所述,简明多模式治疗在多大程度上满足了治疗管理的需
   要？它是否对从业者和治疗管理者都很有吸引力？

现在我们来对这些问题作一些总结。对于问题 1,根据多年来
我对行为治疗和多模式治疗的绝非粗浅的了解,我认为多模式治疗
并没有提出任何新的理论或假设。它是,而且一直都是牢固地、始终
如一地扎根于社会学习理论和行为治疗的其他概念的。同样,它非
常关注行为治疗体系的新进展和新发展,不断将这些内容整合入多
模式治疗的核心—— BASIC I. D. 之中。阿诺德·拉扎勒斯本人在
很多场合也很强调这一点,他并没有提到任何新的理论。

问题 2 最重要,且对治疗师来说更有意义。BASIC I. D. 及其派
生内容是一个独一无二的评估和干预体系,据我所知,它是无与伦比
的。它是一种独特的治疗方法和策略纲要。BASIC I. D. 系统涵盖
了个人和人际互动的七个关键维度,它们决定了我们如何行动、感
受、感觉、想象、思考和与他人发生相互作用。治疗师如果根据具体
情况的需要以准确的顺序和形式系统地运用 BASIC I. D. ,就可以收
到最好疗效,在应用时允许治疗师发挥创造力和主动性。只要认识
到我们从根本上都是生物化学—神经生理学的个体这一点,就能理
解拉扎勒斯的"D"维度代表的远远不止是"药物",而是涵盖了生命
本身医学和生物学决定因素的全部内容,包括营养、锻炼、处方药物、
违禁药品、烟草,以及合法的兴奋剂和镇静剂,如咖啡因和酒精。最
重要的是,拉扎勒斯提出了一个通俗易懂的成本—效益体系。总之,
多模式治疗是一种无与伦比的独特评估和干预方法学。

问题 3 有更多的歧义,我和拉扎勒斯对这个问题有不同的看法。
拉扎勒斯提出"行为治疗以及超越"的概念,使他的体系成为多模式
行为治疗,进而再成为多模式治疗。但我认为,根据上面阐述的种种
原因,最好把多模式治疗视为迄今为止在方法学上表述最精细的一

种行为治疗,我想有很多行为治疗家会赞同我的观点。

阿诺德·拉扎勒斯显然是在实施行为治疗,但却没有这样称呼它。他可能考虑让多模式治疗回归到它所属的行为治疗阵营中,这样既承认了他的多模式治疗的理论根源,又认可了他对行为治疗的根本性贡献。我之所以这样说主要是想再次表明我的观点:拉扎勒斯应该把"行为"二字放回到"多模式治疗"中去。

可以说,所有这些都不重要。真正重要的是拉扎勒斯对心理治疗实践的贡献,以及对简明多模式治疗目标与治疗管理期望进行最好兼顾的贡献。简明多模式治疗是行为治疗最先进的形式之一。它效率高、有疗效、便于理解、有依据,内容全面而灵活。无论怎样称谓拉扎勒斯的体系,他对个体开业者和管理治疗的管理者的临床需要的贡献胜过我能想到的任何人。阿诺德·拉扎勒斯是久负盛名的经验丰富的专家,他在心理治疗领域已经赢得了公认的领导者地位。我很荣幸能为这本书写序言。

西里尔·M.弗兰克斯

杰出的荣誉退休教授

罗格斯(Rutgers)大学

前　　言

　　还有必要和空间再写一本有关简明心理治疗的书籍吗？当然。但这本书必须提出尚未在许多其他同类巨著、专著、报告、教科书、手册、指南、学位论文和演讲稿中提到的策略和观点。现今的卫生保健环境已催生了许多关于短程、限时、讲究成本效益的有关简明心理治疗的书籍。前面罗列的这些术语并非同义词，但它们似乎有两个共同的基本特征：强调效率和疗效，通常强调有效 应对反应 的价值，而不是强调内心深处情绪性"治愈"。其核心信息是"不要浪费时间"。

　　一种心理治疗怎么可能既是 简明 又是 综合 的呢？这是不是一种自相矛盾的说法？但是如果这种治疗包含了所谓的"BASIC I. D. 谱"，就不会自相矛盾了。本书的第一章和第三章将详细阐述"BASIC I. D. 谱"这一概念，其他章节还将进一步说明。

　　使心理治疗变得简短的主要因素有：以学习为基础，以问题为中心，采用以解决问题为导向的方法，发展成熟有效的生物学评估和干预技术。尽管很多临床学家嘲笑行为治疗师所强调的积极态度、布置家庭作业、保持特殊的焦点，但这类方法现在已经成为多种简明治疗的标准模式。本书提出了几种独特的评估方法以及很多富有特色的治疗建议，从而采用并超越了一直沿用的诊断和治疗方法。我认为，这里表述的几种不同寻常的观点只是我的能增强并提高很多读者的技巧和临床技能。

　　我决定不强迫亲属、朋友和同事对我的初稿提出建议和进行评论。杰弗里·A.鲁道夫博士是我的好友，他也是我从前的校友，同时也是一位受人尊重的同事，他坚持读完了全部原稿。他深刻的评论使我能对很多可能在别的地方虽然论述过、但论述并不充分的问题进行澄清和进一步阐述，我非常感谢他。我还感谢厄休拉·施普林格(Ursula Springer)博士及其精干、友善的团队，非常荣幸、也很高兴能与他们一起工作。

阿诺德·A.拉扎勒斯

第 一 章

让我们切入正题

任何人都能操作简明心理治疗,但是不是每个人都能操作简明综合的心理治疗? 对此,我的回答是"对,一般都能"。接下来几页里我将概述如何操作简明综合的心理治疗。

BASIC I. D.

从根本上说,我们都是生物学有机体(神经生理—生物化学的实体),我们(1)行动(采取行动和做出反应),(2)表达情感(体验情感反应),(3)感觉(对触觉、嗅觉、味觉、视觉和听觉刺激产生反应),(4)想象(想象看见、听见及其他的精神内容),(5)思考(产生信念、看法、评价和意见),(6)与其他人相互作用(享受、容忍或忍受各种人际关系)。我们把这六个方面分别称之行为(Behavior)、情感(Affect)、感觉(Sensation)、想象(Imagery)、认知(Cognition)和人际关系(Interpersonal)维度或形态,它们不同但又相互影响,此外还有第七个维度或形态——(7)药物/生物学(Drugs-Biology)。这七个维度的英文首写字母缩写词为 BASIC I. D. 。

很多心理治疗方法都是三维模型,即情感、行为和认知——ABC。而多模式方法为治疗师提供了一个综合模型,使他们能精确定位需要治疗的突出问题。多模式取向把感觉与情感、想象与认知区分开来,既强调了个体的内在行为和人际行为,也强调了个体的生物学基础,所以它的涉及面很广。通过评估咨客的 BASIC I. D.,治疗师努力"尝试用各种可能的方法"帮助咨客。

以下是进行快速全面评估的几个重要问题:

B:行为。 个体正在做的什么事(自我挫败的行为、非适应性行为)妨碍了他(她)的幸福或自我满足感? 咨客需要多做什么或少做什么? 他(她)应该停止做什么或开始做什么?

A:情感。 什么情感(情感反应)占主导地位? 我们需要处理愤怒、焦虑、抑郁或这些混合情感吗? 这些情感的程度如何(例如,是易激惹还是大怒,是悲伤还是严重的忧郁)? 是什么引发了这些负性情感——是某些认知、想象还是人际冲突? 个体体验到某种情感时,他是如何反应(采取行动)的? 找出相互作用过程很重要:各种行为对个体的情感有什么影响? 反过来情感对行为又有什么影响? 情感对其他几个维度又分别有什么影响?

S:感觉。 个体有什么特殊的感觉不适吗(例如,紧张、慢性疼痛、震颤)? 哪些情绪、想法和行为与这些消极感觉有关? 个体有什么积极感觉吗(例如,愉快的视觉、听觉、触觉、嗅觉和味觉体验)? 这个维度还包含个体的情欲和性欲。有时,可以将培养或提高性快感作为治疗目标(罗森和莱布罗,1995)。

I:想象。 什么是个体主要的幻想和图像? 个体的"自我图像"是什么? 有成功或失败的特殊图像吗? 有负性或侵入性的图像(例如,不愉快或创伤性体验的闪回)吗? 这些想象与个体当时的认知、行为和情感反应等之间是怎么联系的?

C:认知。 我们能找到个体主要的意见、价值观、信念和看法吗? 个体突出的"应该、应当和必须"观念是什么? 有明确的非功能性信念或不合理想法吗? 我们能发现影响其功能的顽固的自动化思维吗?

I:人际关系。 在他(她)的生活中有哪些重要的人际关系? 他(她)对他们有什么需要、愿望和期待,想从他们那里得到什么? 反过来,他(她)能给予他们什么,为他们做了些什么? 哪些人际关系让他

（她）感到特别快乐和痛苦？

D:药物/生物学。他（她）的身体健康吗？有健康意识吗？他（她）有什么躯体抱怨或躯体关注吗？其饮食、体重、睡眠以及酒精和药物使用的具体情况是什么？

让大部分咨客填写《多模式生活史调查表》（拉扎勒斯和拉扎勒斯，1991），可以更全面地确认存在的问题。这个长达 15 页的调查表（见附录 1）通过以下几个方面促进了治疗的进行：

- 鼓励咨客把关注的焦点集中于具体问题、他们所拥有的资源以及尝试性的解决方法；
- 提供重要的诱发事件、目前存在的问题以及相关的病史资料；
- 根据咨客类型以及治疗期望，形成有价值的治疗理念。

通常在首次访谈后布置家庭作业，让咨客把问卷带回家填写。可以想象，那些功能严重受损（例如妄想、严重抑郁、极度激越）的咨客不会完成问卷，但大部分具有一定文化程度的精神科门诊病人会发现，填写这个问卷有助于治疗师加速收集常规病史，有利于向治疗师提供 BASIC I. D. 分析资料，以及制定可行的治疗方案。

正确看待 BASIC I. D.

BASIC I. D. 多模式评估提醒我们对七个维度以及它们之间的相互作用进行一一检查。这意味着我们是可以活动、感受、感觉、想象和思考的社会生物，同时在本质上也是生物化学—神经生理学的有机体。我的学生和同事经常问我，某些维度是不是比别的维度更为重要、占有更大的比重。总体来说，我们需要认真关注所有七个维度，但可能生物学和人际关系维度显得更为重要。

生物学维度对其余所有维度都有着深远的影响。不适感是许多躯体疾病的信号；过度的情感反应（焦虑、抑郁和大怒）可能有着生物学原因；不合理的思维和阴暗、毁灭性、恐怖的想象可能完全源于体内化学失衡;不适当的个人和人际行为可能源于从中毒(例如药物或酒精中毒)到颅内损害等许多躯体反应。因此,当怀疑有可能存在生物学病因时,必须进行全面检查。

一个人如果没有顽固医学或躯体问题,同时享有温暖、有意义、充满关爱的人际关系,那么他(她)就会很容易对个人生活和人际关系感到满足。因此,生物学维度是基础,人际关系维度则可能位于七个维度的最高点。这七个维度之间绝不是静止或简单的线性关系,而是共存于一个交互影响的状态之中。

病人来寻求治疗时可能把七个维度中的某一个作为切入点。例如,情感:"我受到焦虑和抑郁的困扰";行为:"这就是困扰我的强迫习惯";人际关系:"我和妻子相处不好";感觉:"我有紧张性头痛和下颌疼痛";想象:"我的头脑里总是出现无法摆脱的祖母葬礼时的画面,而且我经常做令人烦恼的梦";认知:"我明知给自己设定了不切实际的目标,对别人的期待也太高,但就是无法控制自己";生物学:"我只要服锂盐就一切正常,但我需要有人来帮我监测血锂浓度"。

然而更为常见的是,人们往往带着两个或两个以上维度的问题来寻求治疗。例如,"我有各种各样的病痛,医生说这是紧张导致的。我还非常担心,而且经常有失败感。此外,我对父亲感到很愤怒"。开始接触病人时,通常应该处理他(她)所关注的问题、维度或内容。如果治疗师过早地把重点转到似乎是更重要的问题上,则只会使病人感觉自己的需要被忽视了。但是,一旦与病人建立了和谐的治疗关系,通常可以毫不费力地转到更重要的问题上去。

诊断与治疗公式

本着简练而简洁的精神,我在这里提出简明综合心理治疗的诊断公式。我的治疗方法主要是根据我四十多年来取得的具体成果和得到的随访资料总结形成的。

第一,确定下列每个维度是否存在明显问题:
(1)行为;(2)情感;(3)感觉;(4)想象;(5)认知;(6)人际关系;(7)药物—生物学。

第二,与咨客一起,选择三四个需要特别关注的关键问题。

第三,如果提示存在躯体问题,应该对病人进行身体检查;如果有必要,使用内科或精神科药物治疗。

第四,只要有可能,要用已得到经验证实的治疗方法对具体问题进行治疗。

在实践中,通常没有必要对 BASIC I. D. 的每个维度都进行处理。当成功解决了某个维度的突出问题后,连锁反应可能使其他维度的某些问题得以减轻。(记住,缩写词 BASIC I. D. 是每个维度的首字母组合,其含义为:B=行为,A=情感,S=感觉,I=想象,C=认知,I. =人际关系,D. =药物/生物学。)

如果 BASIC I. D 中任何一个维度发生了一个建设性的改变,则对其他六个维度产生的动力性协同作用往往会导致七倍的改变效应,因而给个体带来广泛的影响。因此,对很多个体而言,在某个维度的一个关键问题得以成功解决之后,连锁反应可能减轻其他维度的一些困难,因此没有必要对 BASIC I. D. 的每个维度都进行处理。

我必须再次强调,虽然把反映现实生活的相互作用事件分割为似乎是独立的 BASIC I. D. 维度在临床上简单易行,但实际上我们却总是面对着连续、循环、多层面的生活过程。BASIC I. D. 并不是人类体验的单一、静止、线性表示法。起初我把 BASIC I. D. 评估和系统治疗称作多模式行为治疗(拉扎勒斯,1973,1976),后来改称为多模式治疗(multimodal therapy,简称 MMT)(拉扎勒斯,1981,1989)。

大体上,多模式观点包含以下四个原则:

1. 人类的行为和相互作用贯穿了 BASIC I. D. 的七个维度。

2. 行为和其他心理生理事件的复杂链把这些维度联系起来,七个维度处于互相作用的状态之中。

3. 系统评估每个维度以及它与其余每个维度之间的相互作用,可以提供正确的评定(诊断)。

4. 综合治疗要求依据 BASIC I. D. 显示的问题予以纠正。

本质上,多模式方法探寻:(1)在 BASIC I. D. 的七个维度上,相互关联的具体问题是什么? (2)是谁或什么因素激发了这些问题并使它们保持下来? (3)具体到每个个体来说,治疗这些问题的最佳方法是什么? (4)处理这些问题,是否有确定的经实践证明有效的治疗方法,或特殊的治疗选择? 对上述问题的回答不但可以获得对问题的完整而系统的认识,同时也提供了确认个体特殊反应的具体方法。

有兴趣继续阅读本书的读者将会发现实施多模式治疗的清晰策略和基本原理。

简明心理治疗的含义是什么?

"简明"主要指暂时的干预吗? 有够资格算得上是"简明治疗"的特殊方法学吗? 其技术是否特别精深? 是根据所处理问题的范围和焦点来定义简明吗? 简明是指治疗目标适度吗? 简明治疗比长程治疗更好,还是简明治疗虽然不是最理想、却是更实用的治疗? 我之所以提出这些问题,只是想告诉大家简明心理治疗被错误地定义了,不同的治疗师对简明治疗有着不同的理解。可能很多人会同意这一观点:*治疗效果明显更多地取决于治疗师在治疗时间内做了什么,而不是治疗时间的长短。*库珀(1995)指出,简明治疗师的目的不是试图做得更少,而是力争"花更少的代价得到更多的收益",这显然是要求治疗师"在平稳推进治疗的同时,快速作出很多困难而恰当的选择"(第 85—86 页)。

　　在对简明治疗进行定义时，还需要考虑几个时间上的问题。每个咨客应该得到多少次访谈，以及每次访谈应该持续多长时间？20 世纪 60 年代曾对每次访谈持续 10—20 分钟的"简短接触治疗"进行了讨论（德雷布拉特和韦瑟利，1965；凯格勒和坎农，1966）。霍伊特（1989）质疑贝伦鲍姆（1969）所进行的长达 10 小时的单次马拉松式访谈究竟是一种拖延的简明治疗还是简短的长程治疗。很遗憾，即使治疗师确认某个咨客会得益于每次 15—20 分钟的访谈，他（她）在向政府机构或卫生保健管理部门提交这个账单时也将会惹来麻烦，因为这些部门对每次访谈的时间有最低时限的强制性规定。

　　另一个重要的时间上的考虑是访谈间隔期。布德曼（1994）曾提出两年内进行 10 次访谈算不算是简明治疗的问题。对哪些人来说，一天之中进行 6 次、每次 10 分钟的访谈会比一次持续 60 分钟访谈更有帮助？哪些人应该每天进行两次访谈、每周三次访谈、或间隔数月才进行一次访谈？

　　布德曼（1994）强调"时间效益治疗（time-effective therapy）"不应该立足于预先确定的访谈次数。他还指出，每周进行一次心理治疗这一惯例并非牢不可破，而是可以根据咨客的需要来安排访谈的间隔时间。但是，很多简明或短程治疗师坚持认为访谈次数应该在 6—12 次以内。一些人更为激进，规定简明治疗的次数应该在 1—10 次左右。德莱顿（1995）则把访谈次数设定为 11 次。多年以前，我读到了第一批关于简明治疗的书籍，其中有一本书（斯莫尔，1971）规定"简明心理治疗的访谈次数在 1—217 次之间"（第 21 页）。少部分人继续沿用众多权威人士的观点，认为简明治疗的访谈次数应在 1—6 次之间，另一些人认为应该是 10—24 次，还有一些人声称简明治疗的平均时间在 3—36 小时左右。也就是说，不同简明治疗师对应该进行几次治疗算是简明治疗意见不一，一些短程治疗师对每个咨客每周进行一次 50—60 分钟的访谈，而另一些治疗师则每周进行几次访谈，每次 15—30 分钟，或者甚至在一天之中进行几次访谈。我有充分的理由认为,简明治疗的访谈时间在 1—15 小时范围之内,每次访谈之间的间隔期可以很短,也可以长达数月。

针对"简明治疗"的讨论令人吃惊地存在大量的不同观点。布德曼编著的《简明治疗的形式》(出版于 1981 年;1995 年再版)一书中有 17 个章节涉及广泛的观念和技术的差异。与此类似,韦尔斯和贾内蒂(1990)编著的《简明心理治疗手册》(1990)以及蔡格和吉利根编著的长达 490 页的《简明治疗:误识、方法和比喻》(1990)涉及了一些其他领域的问题。但是,正如布德曼在《简明治疗的形式》1995 年修订版中所述:"如果治疗师想参与卫生网管理,考核时会被首先问及的一个问题是'你接受过简明治疗师的培训吗? 具有与此相关的经验吗?'"(第 464 页)在这个方面,霍伊特编著的《简明治疗与卫生管理》(1995)可以算得上一本标准参考书,同时也是一本袖珍指南。

选择标准

在对这个问题进行深入探讨之前,有必要先讨论简明治疗适合于哪些人,不适合于哪些人。显然,YAVIS(年轻[Young]、有个人魅力[Attractive]、口头表达能力强[Verbal]、聪明[Intelligent]、有成就[Successful])这类的咨客是任何治疗的最佳候选人。一些理论家(例如:达旺罗,1978;西夫尼奥斯,1992)对适合进行简明治疗的咨客提出了严格的纳入标准,另一些治疗者则对此不太挑剔(例如,布德曼和古尔曼,1988)。有两项详细的研究显示,48%—58%的焦虑和抑郁咨客在 8 次访谈后有了改善,并且 75%—80%的人在治疗的第 6 个月末(26 次访谈后)有了明显好转。其中一项的研究者为霍华德、科普塔、克劳斯和奥尔林斯基(1986),另一项为科普塔、霍华德、劳里和博伊特勒(1994)。但是,边缘型病人简明治疗疗效比较差——经过 26 次访谈治疗只有 38%的人有进步。有"与性格有关的症状"(例如:承认有伤人冲动、强烈的猜疑、病态信念)者往往在甚至多达 100 次的访谈后都没什么改善。

从多模式的观点出发,我们发现,当咨客的维度剖面图(见第三章)显示有超过 24 个相关问题时,往往需要 15 次以上的访谈才能获得改善。被称为"沉思者"(precontemplators)的人(参见普罗哈斯卡,诺克罗斯和迪克里门特,1994)不适合进行简明治疗,或许同样也不适合其他形式的治疗。有一些人抗拒改变,拒绝承认他们需要帮助。在这些人愿意接受有意义的帮助之前,通常需要耐心地说服,以及详细的介绍。一些人用含糊的言辞来表述他们的问题,致使制定的治疗目标模糊而混乱,与这些人即使只是暂时合作也是一件非常困难的事。虽然有些人不同意我的观点,但我还是认为慢性物质滥用者和 DSM-IV* 轴 V 日常功能总体评分在 50 分及以下的咨客不适合进行短程治疗,因为这些病人通常有自杀观念,社交功能和职业功能受损,有时还会有语无伦次和暴力倾向。

所有问题的严重程度都可以用轻度至极重度的不同严重等级来评定。与担心程度不太严重、担心内容相对受限的所谓"神经症性焦虑"的咨客相比,广泛焦虑者似乎不太适合进行简明治疗。与此类似,那些经常自伤、行为极端冲动、不恰当操纵他人、反复威胁并不断折磨治疗师的具有伤害性、持久的边缘型人格障碍的人也不适合进行简明治疗。然而,也有很多被诊断为边缘型人格障碍的病人能够充分忍受焦虑,尊重治疗界限,他们能从 10—15 次简明多模式治疗的访谈中受益。在判断一个人是否能从集中或短程治疗中获益时,诊断标签的作用不如问题的严重程度或情感受困扰的程度那样大。因此,一些有创伤后应激障碍、强迫症或经常有惊恐

---

* DSM-IV 即美国精神病学会"诊断与统计手册第四版",是当前对心理障碍进行心理学和精神病学研究中应用最广泛的诊断体系。DSM-IV 要求诊断者从五个不同的维度来进行评估,即所谓的多轴诊断。轴 I 用于记录临床障碍,轴 II 用于记录精神发育迟滞和人格障碍,轴 III 是对一般躯体情况的描述,轴 IV 用于记录各种与理解或治疗心理障碍有关的生活问题,轴 V 是对病人的总体功能水平作出 0—100 之间的评价。——译注

发作的咨客往往是进行简明治疗的较适宜对象,而另一些患者则不然。关于创伤后应激障碍(PTSD)的治疗,我强烈推荐麦森鲍姆(1994)编著的 PTSD 评估与治疗手册,书中包含了大量信息。麦森鲍姆为希望深入理解生活中创伤性事件相关问题的治疗师提供了广泛的信息。

八个问题

我认为,如果治疗师希望治疗有效、对治疗保持建设性的关注、获得创造性的解决方法,使治疗既简明又全面,就必须在必要时排除或充分处理以下八个问题:

1. 冲突或矛盾的情感或反应;
2. 适应不良的行为;
3. 错误的信息(尤其是功能不良的信念);
4. 缺乏信息(例如,技能缺乏、不知道或太过简单);
5. 人际压力和需要;
6. 生物学功能失调;
7. 紧密人际关系网之外的外界压力(例如,贫穷的生活条件、不安全的环境);
8. 创伤性体验(例如,儿童期性虐待或被忽视)。

我所治疗的咨客中很少有人没有前五个问题。每个人都对某些事存在内心冲突,并且至少有一至两个坏习惯。几乎没有什么是一成不变的,矛盾普遍存在。同样,我们都对某个问题或因素有一些错误信息,每个人都或多或少缺乏某种技能和部分重要信息(也就是信息缺乏)。至于人际压力和需要,只有隐士才能逃脱这些现实问题,但是完全和整个地脱离社会并不能有效解决问题;因此,获得熟练的人际交往技能至关重要。如果存在或有可疑的生物学功能失调,应优先考虑给予必要的身体检查。

我的经验告诉我,当咨客的问题中存在外界压力或严重的创伤体验时,通常需要考虑外界资源和机构,而不是进行短程心理干预。因此,社会机构比心理治疗更能帮助在贫困中挣扎的个体,因为社会机构能够提供给他们安全与食物;极度严重创伤性事件的受害者除了需要特殊的心理治疗干预之外,往往还需要社会和团体的支持。

简明治疗的首次访谈

10

为保持治疗焦点和目标,首次访谈应该尽量了解下述内容:

1. 咨客的主诉是什么,其主要促发事件是什么?
2. 问题出现之前有什么重要因素?
3. 是谁或什么因素使咨客的适应不良行为保持下来?
4. 咨客有明显的治疗期望吗?
5. 咨客有什么优势或积极特征?
6. 为什么咨客在这个时候来寻求治疗?
7. 咨客的身体特征、衣着修饰、说话方式和态度如何?
8. 咨客有"精神病"的迹象(例如:思维障碍、妄想、情感不协调、怪异或不恰当的行为)吗?
9. 咨客有自责、抑郁、伤人或自杀倾向吗?
10. 是否可能与咨客建立起相互满意的关系? 还是应该把咨客转介给别的治疗师?
11. 有采用特殊治疗节奏和风格(例如:冷淡的、热情的、正式的、非正式的、支持性的、面质性的、强硬的或温柔的)的适应证或禁忌证吗?
12. 咨客的愿望是否合理?

显然,与功能明显受损、言语表达困难或极度退缩的人进行首次访谈时很难弄清楚上述所有问题。了解这 12 个方面不仅使首次访谈可以明确咨客的明显倾向性、问题和它们在功能上的联系,而且为评估每一个交互作用的定时与节奏提供了框架。

五个盛行的对心理治疗的误识

心理治疗领域充斥着形形色色的荒诞看法和迷信观念。这里列举五个对有效短程治疗起着破坏作用的似是而非的观点：

1. 治疗深度比治疗广度更重要。
2. 治疗关系就是一切。
3. 已经产生的改变会自动泛化、衍生。
4. 不能逾越治疗界限。
5. 不依从或不服从建议是一种"阻抗"的信号。

现在我们对这些误识一一进行简要讨论。

广度与深度

我接下来提出的观点是，如果治疗师只把关注点狭窄地集中在某个维度，治疗效果很可能难以持久。广度的重要性怎么强调都不为过。强调深度的治疗师往往想探查病人潜意识过程的特定成分。因此，有些短程精神动力学治疗师只关注俄狄浦斯前情结或俄狄浦斯情结；另一些则只关注咨客的分离性焦虑或仅仅考虑其人际关系中的角色冲突。同样，某些认知学派的治疗师只关注咨客的认知歪曲或不合理信念。我认为，这些治疗策略会忽视需要加以纠正的重要方面。我看到过很多咨客，他们花了数年时间接受以内省为取向的治疗，认为自己已经获得了深刻的反省，但仍然对生活有不合理信念（很可能是因为没有人专门对其不合理观念进行批驳），他们仍然非常紧张（其部分原因是他们从未学习过如何直接运用深度肌肉放松技术），他们承受着人际关系不良所带来的（有时是非常严重的）痛苦（因为他们从未学到过必要的社交技能）。

咨客与治疗师的关系

有这样一个典型的(误导他人的)观点:"治疗师是什么样的人比他(她)做了些什么更为重要。"(古德肯,1981,第6页)当然,治疗师的人格、对咨客的关心程度、沟通能力、共情能力以及其他的人格特征的确很重要,但这些特征本身,甚至是最有爱心、最关心咨客、表达最清晰的治疗师,也帮不了大多数患有强迫症、恐惧症、双相情感障碍、重度惊恐障碍、特殊性功能障碍(指少数情形)的咨客,除非他(她)知道如何针对这些障碍选择并实施特定的治疗方案。"治疗关系是治疗技术扎根的土壤"(拉扎勒斯和费伊,1984)。有时,治疗关系能为良好的治疗效果提供充分而必要的条件(1957年罗杰斯向所有治疗师提出了这个观点,至今其追随者仍然信奉它),但是在多数情况下,良好的工作联盟通常只是有效治疗的必要条件,而不是充分条件(费伊和拉扎勒斯,1993)。 12

其实,有效的治疗要求在信任和关怀的治疗关系基础上选用恰当的治疗技术,并正确加以实施。治疗关系有助于教育咨客,激发治疗动机,产生积极的变化,清晰地表达思想,区分不同的问题,以及找到解决问题的方法。

泛化

令人吃惊的是,仍然有很多治疗师相信咨客在咨询室里发生的变化可以自动地扩展到其日常生活中去。最近,我听一位治疗师说起:"查理刚刚进入我的治疗团体时沉默寡言,几乎一言不发。3—4次访谈之后,他变成了一个真正的协同治疗师,表现积极,外向友好。"我问:"你确信这些变化已经延伸到治疗小组之外吗?"他回答道:"当然。"我们不能想当然地这样认为。我知道,有很多咨客在团体治疗中变得非常自如,但在其他环境下仍然沉默寡言、行为拘谨。

布置家庭作业、安排咨客在真实环境中的多种练习常常是必要的,这样可以确保咨客把在治疗室里发生的变化延伸至工作、家庭和社会环境中。要仔细监测咨客在访谈间隔期完成的家庭作业,这样有助于他们把获得的内省和认识上的改变转化为行为上的改变。

逾越治疗界限

相当多的文献提醒和劝告治疗师要认识和尊重治疗界限。少数文献还提出下面这类警告:保持治疗师的中立,保护病人的隐私,避免与病人有任何私人关系,在进行特殊治疗之前应得到病人的知情同意,不要与病人有身体上的接触,避免双重关系,尽可能使治疗师的自我暴露减少到最小。明确表述治疗界限的目的是为了保障病人的利益,避免伤害、利用病人或使病人烦恼,确保咨客得到最大程度的尊重、尊严和诚实的治疗。但是,正如我所强调过的那样(拉扎勒斯,1994),如果过分强调治疗界限,这些出自良好愿望的指导原则可能起到反作用。正因为如此,很多治疗师从未想过与咨客在饭店讨论问题,因为他们可能会给这种行为贴上"双重关系"的标签;他们拒绝接受最简单的礼物,因为他们坚持认为治疗师除了收取咨客的治疗费之外,什么都不能收;他们会拒绝参加咨客的婚礼,因为这样做逾越了治疗师的私人空间和职业范围,是可能带来极大不良后果的冒险行为(博雷斯,1994)。

在这一点上,可以简单地认为简明综合心理治疗要求治疗师能提供比单纯交谈更丰富的方法,愿意承担一些预料中的风险。我将在第二章的末尾详细阐述破坏治疗界限与跨越界限之间的差别。

不依从与"阻抗"

多数治疗的失败是由于我们治疗师知识与人格的局限性所致,并不是病人的"阻抗"导致治疗没有进展。有诸多原因会导致出现治疗僵局,例如治疗师与咨客不匹配、缺乏和谐的治疗关系、治疗师运用了不恰当的技术或没有正确实施恰当的治疗程序、没有正确认识到使咨客的问题保持下来或得以强化的条件(拉扎勒斯和费伊,1982)。如果治疗师假定咨客的内在问题——"阻抗"——是治疗停滞不前的原因,那么他们就不太可能去寻找破坏治疗进展的外在因素。

不依从治疗的最突出表现是咨客没有做他同意完成的家庭作业。此时不是去假设大多数不依从治疗的背后存在某些未被发现的"阻抗",而应该考虑可能存在的各种具体原因:

● 布置家庭作业时表述足够仔细、咨客对此理解正确吗?

● 家庭作业与咨客的问题没有联系或者联系不是特别紧密吗?

● 家庭作业对咨客来说要求太高了吗?

● 完成家庭作业需要花费太多时间,不"划算"吗?

● 在向病人解释家庭作业的价值及其基本原理时,说明还不太充分吗?

● 病人反对实施自我帮助吗?

● 治疗关系紧张或不和谐吗?

● 病人的人际关系网中有人在妨碍治疗的进行吗?

● 病人得到太多继发获益而不愿放弃他(她)的非适应性行为吗?

治疗关系的风格

14

在这个简要概述中,最后还需要强调一点。真正简明有效的治疗依赖于两个主要方面:(1)以恰当的方式实施正确的治疗技术;(2)治疗师成为可信的变色龙的能力。最重要的是要确定咨客对哪种类型治疗师反应最好,如指导性、支持性、反省性、冷淡的、温暖的、温和的、正式或非正式的治疗师。治疗师的风格与他(她)采用的方法同等重要(拉扎勒斯,1993)。因此,讲究成本效益的简明治疗的本质是强调治疗应该为咨客"度身定做"。应该优先考虑咨客的需要而不是治疗师的理论框架。多模式治疗师不是让咨客"削足适履",对他们进行千篇一律的治疗,而是寻求针对其具体问题的广泛而又"量体裁衣式"的一整套有效技术,在恰当的环境中仔细运用这些方法,以最可能产生积极影响的风格或方式加以实施。治疗师如何决定选择什么样的治疗风格?是通过仔细观察咨客对治疗师的各种陈述、战术和策略的反应来确定的。治疗师开始与咨客接触时采取中性的立场,运用通常能促进治疗关系的技巧——认真倾听、表达同情和关心、流露出共情,同时注意咨客的反应。如果在这个过程中显示出治疗有进展的明显征兆,治疗师就可以更加充分地运用上述技巧;如果没有进展,治疗师可能要采取更为积极或更直接的方式来帮助咨客,同时注意这样做是否有效。

　　总之,有广泛基础、焦点集中、并能带来有意义的临床改变的简明综合治疗是:

1. 涉及 BASIC I. D. 的各个方面。
2. 排除或处理第 9 页 * 列出的 8 个问题。
3. 尽量在首次访谈中弄清 12 个问题(见第 10 页)。
4. 避免 5 个盛行的荒诞观念。
5. 确定选择什么样的特定"治疗关系"。

　　很多人都读过《风格的要素》这本经典小册子,怀特(E. B. White)在书中谈到了小威廉·斯特伦克关于英语写作中如何增加语言简练美的见解:

　　　　激动人心的作品是简练的。一个句子不应该包括不必要的字眼,一个段落不应该有不必要的句子。同样,一幅画不应该有不必要的线条,一部机器不应该有不必要的零件。这并不是要求作者简化所有的句子,也不是要他避免描述所有的细节、只对

15

主题进行大致的说明,而是要求他所写的每个字都要有意义(斯特伦克和怀特,1979,第 23 页)。

如果把文学风格上的简练要素类推到简明有效心理治疗的基本原则上,我认为:

> 好的治疗应该是准确的。一次访谈不应该有不必要的心理测验、拖延或多余的方法、不必要的技术和长时间的沉默,要尽可能减少浪费时间的花言巧语。这并不是要求治疗师忽略重要的细节,也不是要求他们为了简洁而放弃治疗的完整性,而是要求每一次干预都要有意义。

本书后面的内容将详细阐述上述各个要点,还将详细说明其他能促进简明综合心理治疗实践的诸多因素和过程。

第 二 章

阐明主要的基本原理

当有人到你这儿来作心理治疗时,你通常会如何问他(她)？我曾问过一位著名精神病学家这一问题,他回答道:"我是一名家庭治疗师,因此,病人打电话来预约治疗时,我常常劝他们尽可能多地带一些家庭成员来参加首次访谈和以后的访谈。"

另一位治疗师对这个问题的回答是:"我不'治疗'别人。在我看来,'治疗'一词带有医学模式的味道,容易让人产生误解……我只是尽量帮助人们理解他们自己。"

第三位治疗师的回答是:"我为咨客提供一种温暖、中立、共情的治疗关系,它能促进咨客释放情感和自我成长。"

如果别人问我这个问题,我至少会说我的治疗方法会根据求助者的需要、个人背景、期望、人格特征和所面临的具体问题而有相应的变化。有时,让所有家庭成员一起参与治疗是非常明智的,并且起效也快得多。但另一些情况下,一对一的个别治疗则是最佳选择。有些人能从帮助他们获得内省和自我理解的治疗中获益,而另一些人则需要更为积极的人际交往技巧训练。有些人在温暖、共情的治疗氛围中能不断进步,而另一些人则喜欢更正式的理性关系。在我看来,我们需要度身定做式的治疗——即根据咨客的需要详细制定治疗方案。但是,无论我们做什么,我们都付不起浪费时间的代价！

两个有关的个案

玛丽是一个十岁的西班牙女孩,她是波多黎各人和多米尼加人的后代。她不愿意待在家里，也不肯上学。她有轻微的智力障碍，语言能力发育迟缓，患有注意缺陷多动障碍（ADHD）。医生给她服用利他林治疗，每天两次，每次 10 毫克，但她经常不肯服药。当她坚持服用利他林时，其多动和注意力不集中问题均明显好转，与同胞打架减少，做作业时注意力也能更好地集中。初步评估提示，如果她的只会说西班牙语的文盲母亲能够掌握正强化法的必要技巧，她的问题行为就会消失。

对玛丽来说，哪种治疗、什么流派的治疗师最有可能使她得到帮助？那些提供温暖、共情、真诚及其他促使她成长条件的所谓人本主义治疗师对玛丽的帮助会有多大？以内省为取向的治疗师对玛丽的帮助又有多大？玛丽的智力水平有限，她会因为自我觉察的增加而获得明显进步吗？我估计上面提及的几种类型的治疗师都无法提供适合玛丽情况的或必要的治疗来解决她的困难。

安娜·阿贝尼斯—辛特龙博士被挑选作为玛丽的治疗师为她进行治疗，当时她还只是南布朗克斯发展心理门诊的一名实习医生。随着治疗的展开，越来越清楚地呈现出，治疗师流利的西班牙语、在行为治疗原理方面有丰富的实践经验、熟悉西班牙文化都是非常重要的有利于治疗的条件。

正如辛特龙博士指出的那样，"拉丁美洲人往往很注重礼节，尊重权威。专业人员必须对拉丁美洲人在权威人士面前的这一弱点非常敏感。我会对咨客的过分依从保持高度警觉，这一点很有必要。玛丽的母亲认为她与治疗师地位不平等，没有权利对我的看法持反对意见，她可能因为这个信念而对治疗师过分依从。我必须认识到，对于一部分因其文化信仰而不太自信的咨客来说，我可能会倾向于操纵她的环境，限制她的选择。我必须创造机会使这个母亲强大起来，减少她的依赖性。虽然我与玛丽的父亲曾有过一面之缘，并谨慎地让他参与治疗，但很明显，没有必要进行正规的'家庭治疗'，同时也有明显迹象表明，如果让玛丽的同胞积极参与到治疗中来，将会破坏治疗的进展"。

18　　　让我们再来好好考虑一下,如果一种治疗方法仅仅关注自我理
解或内省,或单单只注重改善治疗关系(没有特殊的技能训练)的话,
那么它是否会使咨客获益良多呢?我对此表示强烈的怀疑。治疗师
与病人之间合理的匹配、同时还要运用适当的治疗技术,这个要求怎
么强调都不过分。在本书中我从始至终都在强调,以预先确定或先
入为主的方式来对待病人的治疗师,无论如何都无法帮助大部分咨
客。很多本应可以得到帮助的咨客却常常几乎没有什么收获,其原
因是因为治疗师尽管与咨客匹配,却从未对咨客实施过"正确的治
疗"。

　　　四十岁的堂在很多方面都恰好与玛丽相反。在关于谁有资格做
他的治疗师这个问题上,他有一个有趣的方案和明显的偏见。堂是
一个非常聪明、才华横溢、彬彬有礼、表达清晰、久经世故的科学家,
他成功地将学院式的信任风格用于其个人事务中。他因为有一次在
与女性交往时碰壁而来寻求咨询。堂的失败似乎主要是因为父母的
榜样和模范作用不足导致的不恰当的人际交往方式,因此堂能够从
简短而集中的强化社交技能训练中受益。但是,这里有一个潜在的
难题。作为《美国名人录》的入选人士,他坚持认为他的治疗师必须
也是其中的入选人士,只有这样,才最有可能建立起产生有效治疗关
系所必需的友情。这种精英主义的观念显露出势利、偏见的色彩,其
本身就需要加以纠正,但不是在治疗一开始就表现出来的。病人与
治疗师之间和谐的匹配常常是取得疗效的必要条件,至少它会提高
安慰剂效应。

　　　在第一章中提到,高明的治疗师需要把自己变成"可信赖的变色
龙"(拉扎勒斯,1993),使自己能适应不同的个体和环境需要。但是,
这种适应性也是有限度的;个人专长显然也各有不同。精神障碍
DSM-IV 分类的目录长达 12 页,一共提到 400 多种不同的精神障
碍。显然,任何一个治疗师都不可能成功治疗每一个人和每一种精
神障碍。也许有效和高效率治疗的第一原则是:"认识到自己的局限
性;尽量与那些具备你所欠缺知识和技能的从业者保持联系;在需要

转诊时不要犹豫。"

从单一模式到多模式观点

从 20 世纪 50 年代至 60 年代,用"单一模式"观点来处理精神和情感痛苦的解决方法占据着主导地位,如"把潜意识意识化!""改变非适应性行为!""修正不合理的认知!"大约在 1956 年,那时我还是一名研究生,在南非约翰内斯堡的一个酒精滥用治疗中心工作,那时精神病学家有两种装饰门面的治疗方法,一种是戒酒硫(一种化学物质,如果在服用它的同时饮酒,个体会感到不舒服且会出现具有潜在危险的副作用),另一种是他们所称的"条件反射治疗"(他们给病人服用引起呕吐的药物,然后让病人饮酒。这种方法的理论假设是,酒精将永久性地与饮酒后出现的强烈恶心感和呕吐联系起来)。对这个双模式治疗方法的不满促使我出版了我的第一部专业著作(拉扎勒斯,1956),书中报道了我进行的一些研究,并引出了下述结论:

> 要强调的是,从本质上来说,使酗酒者康复的方法必须是一个综合方案,它包含与教育措施、心理治疗和社会——经济学方法相结合的积极方法,还包括了多种附加方法,如药物治疗、维生素治疗和其他类似的治疗等。(第 710 页)

因此,在治疗酗酒(拉扎勒斯,1965)或其他任何一种障碍时(拉扎勒斯,1969,1971),应设定实施"广谱"治疗的治疗阶段。在不牺牲治疗深度情况下重视治疗广度成为多模式取向治疗的一个要点和最高境界(拉扎勒斯,1976,1989)。但是,在当今这个卫生保健管理对长程心理治疗有着其他限制的时代,已经出现了新的课题。其中一个备受关注的课题是,能否在实施简明心理治疗或短程治疗的同时保证治疗质量。这正是本书所希望达到的目标。

多模式治疗（MMT）自出现以来已经得到了长足的发展。例如，第五章和第六章所讨论的方法得到了扩展和提炼，并强调了只被MMT 治疗师采用的独特评估程序。纵观全书，读者将读到许多有关治疗策略和治疗方法的例子，它们已经在随后的时间里被吸纳到
20 MMT 的基本疗法体系中。因此，令人惊奇的是博伊特勒、孔索利和威廉斯（1995）提到"自从 1976 年多模式治疗形成以来"（第 275 页），它的性质相对而言没有什么改变。读者会发现，多模式取向的观点为快速而正确地确定主要问题、了解它们之间的相互作用、制定选择治疗方案的策略提供了丰富的方法。总体来说，多模式治疗，尤其这本书，属于彼得森（1995）流派所谓的"开业者的培训"，他称之为"它既非科学也非艺术，而是一门专业"（第 975 页）。

对治疗界限的进一步说明

虽然心理治疗界限并非专门针对简明或短程治疗，但它非常重要，常常会干扰有效治疗的进程，因而在很多情况下破坏了及时的治疗。提出特殊治疗界限这一问题是为了保护病人免受剥削以及任何形式的折磨和歧视，强调尊重、诚实、保密和知情同意的重要性（见《美国心理学家》，1992 年第 47 卷第 12 期）。在很多情况下，这些意愿良好的指导方针已经达到了荒谬的程度，并且转化为严格的束缚，强迫治疗师在咨客面前保持疏远和冷酷的姿态。

也许最严重的违反治疗界限的情形是治疗师放弃他（她）的治疗责任，与病人发生性关系。然而，某些权威人士似乎会在意念中与病人发生性行为，并且把任何一个跨越治疗界限的行为都视为"灾难性危险"，担心最终会发展为性交（例如：贾巴尔德和纳德松，1995a；古泰尔，1989，1994）。

但是的确会存在下述情况：某些治疗师缺乏职业道德，想利用、剥削病人，并对病人有性企图。他们起初可能是安排咨客在没有其

他人在场的情况下来咨询,延长治疗时间,暴露不恰当的个人信息,使用暗示性语言,安排治疗室之外的见面,提供超出其职责范围的服务,赠送礼物,明显减少或免除治疗费用,对咨客进行表面上清白无辜的身体接触。然而,在有高度道德感的专业治疗师那里,上述许多行为都可能明显促进并提高疗效。因此,选择性的自我暴露、愿意在闲暇时间会见咨客、延长治疗时间、偶尔在咨询室之外会见咨客、改变收费标准等,这些行为都可能会增进和谐的治疗关系,提高疗效。

　　然而,贾巴尔德和纳德松(1995b)主张并警告,仁慈、诚实、有道德感和善意的治疗师"不会为病人陷入情网,或在他们遭受个人生活压力有所需求时求助于咨客"(第 1346 页)。他们认为,治疗师只有觉察并坚守非常严格的治疗界限,才能消除自己想利用治疗关系满足个人需要的倾向。实际上,积极奉行提防"灾难性危险"这一普遍存在的观点,只会增加不信任感,从而干扰治疗师的临床判断,妨碍他们对很多咨客的帮助能力。费伊(1995)曾指出在"灾难性危险"争论背后存在的本质性逻辑错误:"医生在对病人进行性利用之前通常有其他行为(例如自我暴露);因此,做出这类与性无关的'越界行为'的医生才可能会对他们的病人进行性利用"(第 1345 页)。[21]

　　请不要误解我的意思。所有的从业者都应该接受培训,认识与病人保持基本界限的重要性,充分了解哪些属于违反界限的行为,并熟悉由此导致的潜在不良后果。我们在保护病人免受伤害(尤其是医源性轻率行为)的同时,必须自始至终尊重他(她)。因此,应该主动避免与病人的性接触、任何形式的剥削利用和对权力差别的滥用。一个经常被忽视的问题是,在*违反*界限与某些情况下的*超越*或*跨越*界限之间存在着巨大的差异。

　　例如,一个治疗师正在对一个青少年进行治疗,他想安排与男孩的母亲见一次面,这位母亲是一个忙碌的专业人士。她时间安排表显示其最方便的会面时间是午休时分,所以她提议在当地的一家餐馆见面以讨论相关事宜。与咨客一起在饭店进餐会被许多人看成是一种双重关系,因而被视为违反了治疗界限。如果治疗师确实怀疑这位母亲的内心里有某种浪漫的意图,我会建议把见面地点限制在专业场所。但是,如果对母亲内心隐蔽的动机的怀疑并没有可靠的理由,为什么不能在对咨询双方来说都方便的场所讨论男孩的问题,以加快问题的解决呢?治疗场所可以是母亲的工作场所、酒店大厅、公园或其他地方。如果出现无法预料到的困难,可以把它们作为机会加以利用,并进行恰当的处理。顺便提一句,通常情况下我不建议做出这种超越界限的行为。一些咨客一想到被人看见与治疗师一起出现在公众场合就感到难为情。但是,如果是咨客提出这样的建议,治疗师应该迅速考虑其利与弊,并立即采取相应行动。

22 　　双重关系到底是什么?是不是所有的双重关系都必然危及治疗的成功?在治疗进行中建立合作关系的咨客或治疗师显然正在处于双重关系中。我认为,根据具体情况,双重关系可以是正性、中性或负性的。但是,我通常会严厉告诫不要发展双重关系,因为那样似乎有太多的潜在危险。

　　我曾读过针对那些对成功的机构变革感兴趣的公司总裁和中层管理者而写的有关商业管理的书籍。书中讨论了变革发起者所承担的义务,他们需要为商业谈判、员工管理瞄准更恰当的目标设计出更好方法。他们几乎都提到挑战现有标准和权力基础的勇气。这些企业家和公司顾问所提出的建议与很多短程、以行为取向的心理治疗师所提出的建议非常相似。卡岑巴赫的观点对我的触动非常大,他在《真正改变领导者》(1995)一书中讨论了个体主动超越既定界限、打破瓶颈、挑战现状、跳出原有思维习惯来思考问题。像卡岑巴赫所说的真正改变的领导者一样,真正有效的治疗师不是胆小的墨守成规者,而是勇敢有魄力的帮助者,愿意去承担预料中的风险。

　　几年前我读到凯勒曼(1992)写的一本有关心理剧的书,书中提到了心理剧的创始人之一热卡·莫雷诺(Zerka Moreno),她的一个咨客的回答给我留下了深刻印象。当咨客被问到什么最有帮助时,她说:

　　　　对我来说,最重要的就是我与热卡建立起了亲密的关系,一种超越了普通病人—治疗师关系的友谊。她带我去饭馆、去旅行，像母亲那样对我，而这些连我自己的母亲都没做到。这段友谊对我影响很大，直到今天我都能感受到它所起的作用！（第133页）

我们从这段内心表白中可以推断出什么？是不是应该带每个咨客去饭店、去旅行？绝对不是！而是在某些少见、但有可能会促进疗效的情况下治疗师是否愿意并能够跨越一定的界限。我在别的地方也曾经强调过（拉扎勒斯，1995），当咨客存在严重精神病理性表现时，治疗师漠视严格界限的行为通常是失策的。严重的精神病理性表现不仅仅指单纯的精神病，还包括被动攻击型、反社会型、表演型、偏执型、自恋型、分裂型或边缘型人格特征。在这些情况下，我强烈建议要严格遵守治疗界限。但是，那些任何时候都严守治疗界限的治疗师（很遗憾，这些人并不罕见）将无法帮助那些本来可以从他们那儿获益的人。[23]

例如，我的一个咨客是个成功的股票经纪人，他寻求治疗是因为其极端的自我批评倾向，心理治疗三个月后其自信心不足的问题得到了明显改善。在一次访谈快要结束时他说："我想请您和夫人到我们家吃晚饭，行吗？"对于咨客的大多数表述，心理治疗师往往会根据问答规则毫不犹豫地决定采取何种最好的反应。但我立即察觉到他的这次询问实际上是一次试探。如果我表现犹豫，他会感到被贬低和被驳斥。对这个咨客来说，我感觉到在他的邀请背后的潜台词是"我想看看我们建立的总体治疗关系是不是真诚的。你强调了平等的生活理念，声称我和你地位平等。因此，除非你有完全合理的理由拒绝我的邀请，否则你的拒绝将是对你此前言论的嘲讽"。如果当时我说："这次治疗结束之后我们来讨论一下你的邀请"，他从我的回答中听到的很可能不仅是个人的拒绝，还会得出很可能无法挽回的结论，即我以前对他撒了谎。当时我立即简单地说："虽然我不能代替我的妻子回答，但你的邀请使我感到非常荣幸。"我们选择了一个恰当的时机到他家吃饭,见到了他的一些知晓他们情况的好朋友,度过了一个愉快的夜晚。几个月之后,作为礼尚往来,我们邀请咨客夫妇来家里共进晚餐。这种暂时的"双重关系"为咨客提供了他所渴望的自信。让我印象深刻的是如果我完全按照书本上说的去做,拒绝参与到这些社会交换中的话,他可能就得不到这些治疗效果。

每隔多久我会接受到咨客请客吃饭的邀请呢?在从业约四十年的生涯中,我不能确定是否超过了六次。坦白地说,我曾经与很多咨客有过某种形式的社会交往,即使临床上并没有禁止这类行为,对我个人而言这些只是一些单调乏味的工作。当很有礼貌地拒绝别人的邀请时,当事人通常能恰当地处理被拒绝的感受。但是,上述个案是一个例外。

有太多的治疗师似乎有充分的理由把自己看作是超强的治疗者。因此,他们往往把病人当作小孩子对待,认为他们过于不正常,特别脆弱。安德森(1992)写的一个章节中就有一个令人震惊的例子。他把所有心理治疗的咨客都描述为真正的婴儿,不能作出自主或成熟的决定,根本不适合建立平等的治疗关系。虽然极少有治疗师像安德森那样极端,但他们对咨客人权的剥夺仍然是显著的。例如,他们故意回避暴露任何个人信息,拒绝接受咨客带来的礼物,回避作出任何似乎是非正式或临时性的反应,只给予严格的专业性回答,他们支持各种各样关于收受礼物的专制性指令,即除了收取已经商量好的咨询费之外,一概不接受咨客赠送的任何礼物。这些信息主要来自我的督导对象所告知我的其他督导师的情况。特别有意义的是,有证据表明,我们这个时代最具创造力、最有效的治疗师之一米尔顿·H.艾里克森一贯漠视其他人的禁令,"他会进行家访……带某个咨客去饭店,也会在他的办公室里工作"(黑利,1993,第88页)。很多治疗师得知艾里克森的候诊室就是他家客厅时会非常惊讶,当病人候诊时,他年幼的孩子就在一旁玩耍。"想想他的孩子正在与病人一起玩耍,而其中一些人是被他描述为相当不正常的病人……[同时]狗在门外叫,他的妻子在对孩子们大喊大叫"(黑利,1993,第82—88页)。

　　对我来说,是否要跨越界限应该根据具体情况来定。只要打算跨越界限的治疗师感觉有必要检查他或她自己的动机,并且权衡利弊得失时,就很可能会认为最好是不要有意去冒险。因此,在我打算询问咨客是否介意到他办公室旁边的商店里顺路帮我取回网球拍之前,我不会立即行动,而是更加仔细地想清楚这样做是否合适。因为虽然我并没有妨碍他,咨客可能还是会认为我在利用他。对于这位咨客,我感觉他会认为我把他当作一个投递员使用,因此我打消了这个念头,驱车往返 14 英里去取回我的球拍。对另一个人,如果我已经充分地了解到他会很乐意帮我那个小忙时,我可能会毫不犹豫地说:"嗨,查理,好朋友,你能不能帮我到那个网球店里取回球拍?"

　　有能力的治疗师在为咨客提供服务时往往是运用临床判断,而不是依赖既定的"菜谱",这一观点已经被很多人接受。但是,对于经验不足或其判断可能有点问题的治疗师来说,最好的建议就是坚持所有已经得到公认的界限限制。但是,在一个寒冷的冬日,如果一个咨客很郑重地递给你一罐热饮,你要很有礼貌地接受它,除非你强烈怀疑里面放了毒药!

第 三 章

什么是多模式方法？

　　四十多年前我还是一个学生，当时曾经热烈争论过的一些话题现在已经被人遗忘了。另一些话题则直至今天还在被激烈地争论着，其中少数问题得到了修改或修正。例如，我读研究生时对心理学的认识是"行为科学"，那时认为我们可以仅从个体的行动或行为来了解或推断一个人。当然，我们可以找到很多事实来支持这种观点。我们怎样来了解一个人的感受呢？通过她（他）的行为方式。"看沙琳好紧张啊：她的手在颤抖，全身发抖，好像全身被汗水湿透了！""博比看起来情绪很低落：他的眼睛往下看，无法行动，从不微笑，经常是快要哭出来的表情。"还有就是通过人们对自己感受的描述（提供相关信息）中得知，那是另一种行为形式。"我对将来没有信心：我所能描绘的前景都是困难重重。"使用测量工具（例如使用复写器）有时能自然而然地捕捉到揭示个人情感的行为。

　　在 20 世纪 50 年代至 70 年代，时常能听到下述观点："如果你不能对它进行观察或测量，它很可能就不存在！"在那个时期，很多行为学派的同事对思维、情绪、态度、观点、价值观、想象和信念等概念有很多误解，把它们简单分解为内显行为不同形式的集合。的确，在某些情况下，在任何一种描述后加入"行为"一词曾被认为是使结果更有可测量性，因而更具科学性。例如我们不说在吃而说是在参与"进食行为"，我们不是在思考而是执行"思考行为"，我们被告知孩子的"睡眠行为"、"哭泣行为"或"发怒行为"等等。

　　我在 1971 年撰写的《行为治疗与超越》一书中把"认知重构"作

为单独的一个章节,这使当时很多行为治疗师谴责我过于迷恋"心灵主义",用"笛卡尔的二元论"冲淡了行为学派来之不易的纯洁性。今天,只有极端主义者才会拥护他们的观点。1994 年,戈德弗瑞德和戴维森对其 1976 年撰写的《临床行为治疗》进行了扩编,在扩增版中写道:"毋庸置疑,认识变量可以进入行为治疗的临床实践。大多数进行行为干预的治疗师在评估和干预中常规运用了认知技术"(第 282 页)。他们还引用克雷格黑特(1990)的话来表明,现在有超过 2/3 的高级行为治疗协会成员认为自己是认知—行为治疗师。

　　很多领域都有从"窄谱"到"广谱"方向的转变。理性情绪治疗的奠基人艾伯特·埃利斯就是一个很好的例子。起初,他把这种心理治疗方法称为"理性治疗"(Rational Therapy,简称 RT),很快就扩展为"理性情绪治疗"(Rational-Emotive Therapy,简称 RET),最近这种方法进一步扩展为"理性情绪行为治疗"(Rational-Emotive Behavior Therapy,简称 REBT)。不过,大多数"认知行为治疗"或"理性情绪行为治疗"的著作所强调的主要是三维模式,即 A-B-C 模式:情感—行为—认知。虽然 REBT 治疗师运用了一些感官技术(例如放松方法)和想象方法(例如想象自己控制恐惧反应),但他们不会对众多特殊、常常非常有效的想象和感觉技术予以特别关注(例如拉扎勒斯,1984;西尔贝格德和拉扎勒斯,1987)。我认为这样会导致严重的疏忽。

　　把我们仅仅描述为感觉、行动和思考(情感—行为—认知)的个体忽略了我们还有五种感觉的事实,这五种感觉对我们的健康快乐(我称之为感觉维度)非常重要。除了思考、计划、描述、领会和理解(也就是认知)之外,我们还会把过去、现在和将来的事件形成图像(想象维度),它们对我们做什么、如何体验、如何思考有着深远的影响。因此对于初学者来说,我们需要把 A-B-C 模式扩展为 B-A-S-I-C(行为、情感、感觉、想象、认知)。

　　尽管这样,总体图式仍然不够完整。我们的行为、情绪反应、感觉、想象和认知并非凭空产生。从本质上说,我们是社会的人。我们很多快乐和痛苦的背后隐含着人际关系,它们从根本上决定了我们对生活满意或不满意,因此它们有理由在我们的图式中占据一个特殊地位。所以,我们在 B-A-S-I-C 中又加入了人际关系维度,这样就有了六个独立而又相互影响的维度(BASIC I.)。最后,由于我们本质上是生物化学—神经生理的个体,所以加入生物学维度至关重要,这样就形成了 BASIC I. B.。因为临床上我们最常用的生物学干预方法是使用精神药物,所以把"B"改为代表药物治疗的"D",这样就把 BASIC I. B. 改为更有意义的缩写 BASIC I. D.。但是必须记住,"D"维度实则代表了所有的医学和生物学因素,包括营养、锻炼、躯体主诉、处方药物和保健品等等。

正确看待 BASIC I. D.

在多模式评估中,BASIC I. D. 作为一个模板来提醒我们逐一检查七个维度以及维度之间的相互作用。它意味着我们是能行动、感受、感觉、想象和思考的社会个体,同时本质上也是生物化学—神经生理的有机体。可以用下述方式来描述多模式图式(见图 3.1):

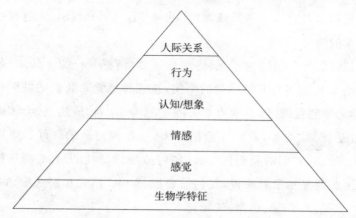

人际关系

行为

认知/想象

情感

感觉

生物学特征

图 3.1 多模式等级图

在这个等级图中,"生物学"位于底部,"人际关系"处于顶端。为什么呢？因为（我在第一章已经提到）一个人如果没有令人烦恼的医学或躯体问题，同时还享有温暖、有意义、充满爱意的人际关系，那么他或她会很容易体验到生活的美满。虽然这七个维度之间绝非静态和线性的关系，而是共存于一个相互作用的状态之中，但生物学维度对其他所有维度都有着最深刻的影响。

我再重复一次，令人不适的感觉是识别许多躯体疾病的信号；过度的情感反应（焦虑、抑郁和愤怒）可能都有其生物学原因；不合理的思维，阴暗、毁灭和恐怖的想象可能完全是体内化学水平失调所致；不适当的个人行为和人际行为可能源于从化学中毒到颅内损害等多种躯体反应。因此，当怀疑很可能存在生物学病因时，必须进行充分的检查。

我们假设有一个病人诉说感到疼痛、痛苦、紧张、焦虑和受挫，同时与父亲相处有问题。此时，系统治疗取向的治疗师会认为病人的主诉与潜在的家庭关系紧张有关，于是他立即开始画家谱图，但在此过程中可能会失去病人。与此类似，如果治疗师把病人的紧张看作是核心问题并要求他进行放松训练，病人也可能不愿意去见他。是不是所有的治疗师实际上都会如此地以先入为主的观念来对待病人呢？具有丰富经验的治疗师很少会如此，但初学者往往会犯这样的错误。

因此，任何一个好的治疗师会首先关注并了解目前的问题。"请告诉我更多有关你正在体验着的疼痛和痛苦。""是身体的某些特殊部位感到紧张吗？""你提到焦虑和挫折感，能就此详细谈谈吗？""你能谈谈与父亲之间的一些特殊冲突吗？"每个有能力的治疗师都会对细节进行详细询问。但是，多模式治疗师会做得更多。她（他）会用我们正在讨论的 BASIC I. D. 对各个维度进行仔细核查，并注意哪些维度被疏忽或遗漏了。当要求病人对被忽视或疏忽的维度进行详细说明时，常常会获得重要信息。并且在检查某个具体问题时，BASIC I. D. 的各个维度会得到快速核查。举例如下：

治疗师：所以你很担心会丢掉工作。

病人： 我确实为此失眠。

治疗师：在你变得非常焦虑并担心丢掉工作时，那时你通常会做些什么？

29　病人： 就是担心。除了担心，我什么也没做。

治疗师：我是问当你与朋友一起外出、看电视、吃饭时，你的焦虑是否与原来一样？

病人： 不焦虑了，当我参加活动时我就不再想它了。焦虑主要是出现在我上床后努力想要睡着时。

治疗师：当你沉浸于对工作的担心之中，你有什么感受？你会感到抑郁、恐惧、沮丧……吗？

病人： 这些感受都有。

治疗师：你的身体感到紧张吗？

病人： 我有磨牙。我的牙医说这是夜间磨牙什么的。

治疗师：当你细想你可能会丢掉工作时，头脑中会出现什么样的画面或图像？

病人： 我看见自己像个流浪汉，像乞丐一样。我能听见并看见父亲在说："我一直都告诉你你是一个失败者！"

治疗师：一个径直去救济院的失败者！所以实际上你是在告诉自己，如果失业了你很可能最终会贫困潦倒，而实现了你父亲的预言？

病人： 不，当我对此进行理性思考时不会这样想。

治疗师：你能这样想很好。我们需要做的一件事情是如何使你保持这种合理想法，而不会受到不合理想法的影响。请告诉我，是谁想要炒掉你，为什么他们要那样做？

病人： 是我老板的儿子。他真的很无能，但他的父亲拥有这家公司，他是父亲的心肝宝贝。我应该向他汇报工作，当我直接向他父亲汇报工作时他就气得发疯。

治疗师：那么也许我们现在需要制定一些策略。请告诉我，如果你无法入睡并总是焦虑时，你会做些什么？

病人：　我不知道该做些什么。

治疗师：我的意思是你是否曾靠喝酒或服安眠药来帮助入睡？

病人：　如果情况的确太严重了，我就服用医生给我开的药，0.5 毫克的阿普唑仑(Xanax)。

　　讨论。对 BASIC I. D. 各个维度进行检查通常要瞄准"一个目标问题"。简短询问与工作有关的焦虑使我们很快发现了需要干预的焦点。

● 行为：由于病人只是躺在床上想要入睡时才陷入焦虑，提示可以 ³⁰
进行几项行为干预：(1)引导他采用"安排专门时间来考虑与焦虑有关的事情"的方法，他可以事先安排时间，使自己既有焦虑也有安静的时间（也可以建议他只在某个特殊的地方思考他担心的问题）。(2)教他躺在床上时进行催眠想象，如果有负性想法侵入头脑中，就下床待 10—15 分钟。(3)如果在安排的时间之外他还在思考这些问题，就可以采用温和的厌恶治疗方法（例如弹手腕上套着的橡皮筋）。

● 情感：与采用的其他策略一致，可以设计多种予以自我保证的内心对白（例如"我能够应对失业，并度过失业期"），不断重复，以克服负性情绪反应。

● 感觉：运用总体放松技术和特定放松技术可能有所帮助（例如，教他放松整个身体，然后教他直接放松面部和下巴）。

● 想象：指导其进行应对困境的想象，如看到自己度过失业期而没有最终沦为"乞丐"。

● 认知：处理导致惊恐的想法，说明他能够通过学习自我安抚的内心对白和更合理更现实的想法，以代替灾难性的思维倾向。

● 人际关系：可以了解他与老板儿子之间的交往困难，向他传授可能用到的社交技巧。

● 药物/生物学：可以鼓励他应用放松方法和积极的想象技术帮助入眠，以代替服用阿普唑仑。

　　同样重要的是，要确认咨客的资源，指出他们已经解决了多个生活中的困难(参阅德·沙扎尔,1988)。不必羞于提到他们突出的优良品质:"你的交谈方式令人愉快","我喜欢你既诚实又机智","你很聪明,运用了分散注意力的方法避免让自己感到抑郁。"

时间因素

我们讨论了一个被失业问题所困扰的焦虑患者。为了消除其焦虑,我建议至少采用八个不同的技术。这会不会太浪费时间?答案只有一个字"不"。因为所推荐的技术大多数都很简单,只需要花几分钟的时间来说明。那些要求进行实践和演练的治疗步骤不需要占用咨询时间。因此,在咨询室咨询了 10—15 分钟之后,通常可以通过赠送或出租专门准备的或经济实用的放松训练磁带来帮助咨客学习必要的放松技术。通过向咨客赠送、出售或出租专门的论文、书中某些章节或书籍,可以促进他们对认知重构的学习。在详细阅读这些材料之后,咨客和治疗师用短暂而高度集中的时间,以解决问题为目标,对这些材料以及与咨客有关的特殊问题进行讨论。(涉及不同维度的章节将会提供相关的详情和建议。)

为什么工作中要这么麻烦地采用多模式方法,为什么要尽可能涉及 BASIC I. D. 的所有维度呢? 从 1973 年以来我间断进行了一些随访研究,研究结果一致提示,持久的疗效与涉及的维度数量成正比。虽然明显存在疗效递减现象,但多模式的一个基本原则是一个人在治疗中学到的东西越多,复发的可能性就越小。对于这一点我有同感,大约在 1970 年,我就强烈意识到有些咨客甚至在接受多年的各种不同治疗之后,仍然缺乏应对性反应。

这里举一个极端的例子。一个年轻精神科医生接受了长达四年的分析训练及其他心理治疗训练,因为长期感到焦虑来找我咨询。他的个人和专业训练从未使其焦虑感减轻。在短短几分钟之内,我就看出他显然是正承受着卡伦·霍妮(1950)所称的"应该暴虐(tyranny of the should)"所带来的痛苦。

　　令人惊异的是,虽然他上了大学、获得医学学位、完成精神科住院医生培训、接受了数年的个别治疗,却全然不了解理性情绪行为治疗的一个基本原则,即一个人越是无条件地强制自己(应该、应当、必须),就越可能感到焦虑、敌意、内疚和抑郁(埃利斯,1994,1996)。因此,虽然这个年轻精神科医生获得了对其问题的所谓精神动力学假定的很多内省,但从来没有人指出他过度要求的态度损害了其个人情感和人际关系。而且,从来没有人指出他缺乏社交技巧、他的人际交往风格需要大力改善。他倾向于发号施令(而不是提出需要),他倾向于很快提出破坏性批评而不是建议性批评。也许更糟糕的是,发出最后通牒对他来说也并非偶尔为之。但是,他对潜意识的不为人所知处、自我心理学、客体关系或结构理论的变迁的雄辩口才倒是加强了。

　　在运用多模式治疗(MMT)帮助这位年轻精神科医生的过程 ³² 中,逐渐了解到他对放松、冥想和积极的想象技术只有一些粗浅的认识。起初,他根本不能用这些方法来帮助自己,但在掌握了其中一些方法后,他很快就学会用它们来克服焦虑。如果他在过去的训练中学会了这些简单的认知、人际交往、感觉和想象技术,很可能早就不用承受多年以来不必要的痛苦了。

　　很多接受治疗的人都存在上述这种情况,即治疗进行得很不错,但不充分。遗憾的是,仍然有太多的治疗师认为他们的主要任务(如果不是唯一任务的话)是提供一种温暖、真诚、共情的关系。另一些治疗师则相信如果病人获得了动力性的内省,一切问题就迎刃而解了。与此同时,他们的病人也没有得到详细的行为指导、特殊的感觉训练、认知应对技巧、增强自我力量的想象技术或改善人际关系的方法。

　　按照 BASIC I. D. 方法能很快对病人最突出的问题进行评估和治疗。以下内容将要说明这样做能确保获得明显而持久的效果。

维度剖面图

在首次访谈和仔细阅读咨客填写的《多模式生活史调查表》(拉扎勒斯和拉扎勒斯[C. N. Lazarus],1991)之后,画一个多模式剖面图常常很有用,图中列出了每个维度的主诉和推荐的治疗方案。例如,一个因"焦虑和抑郁"来求治的 33 岁女性的剖面图上显示了 22 个特殊(但相互关联)的问题,以及 19 个治疗策略(见表 3.1)。

33

表 3.1 简单维度剖面图

维度	问 题	推荐治疗方案
B	紊乱的/草率的	减少偶然性
	恐惧性回避	系统脱敏
	把事情留在最后一分钟来处理	时间管理
A	内疚	揭示引起内疚的不合理想法
	与批评和拒绝有关的焦虑	应对性想象和合理的驳斥
	悲伤/失望	揭示不合理想法,鼓励她找出正性事件
S	疲乏/下腰痛/紧张性头痛	放松训练/物理疗法
I	孤独的画面/糟糕的自我意象/失败的画面	应对性想象练习
C	双重推理/太多/"应该"的泛化	认知重构
I.	不信任	冒险
	过度竞争	合作训练
	不自信	自信心训练
	回避社交聚会	社交技能训练
D.	必要时服用阿普唑仑	进行监测以避免依赖
	过度肥胖	体重控制方法(例如:减少偶然性、自我监测、支持性团体)
	缺乏锻炼	身材健康计划

(包括实验室检查的全面医学检查显示,不能诊断存在器质性病因)

很多多模式治疗师更愿意省略推荐治疗这部分内容,而是只把重点集中在所列出的已经得到确定的问题上。有一个咨客过分担心身体健康并有躯体症状，她的医学检查结果无法解释其头痛、胸痛、胃肠道不适和经前紧张。她有 17 个单独但又相互影响的问题：

● 行为：过度吸烟；缺乏锻炼。

● 情感：愤怒/怨恨/敌意（很少直接表达）；害怕（怀孕）；害怕心脏病发作。

● 感觉：头痛；心悸，胃痛，震颤；胸痛；痛经。

● 想象：死亡的画面；没有应对；失败。

● 认知：完美主义；错误的浪漫想法；过分在意父母的赞许。

● 人际（关系）：采用被动攻击策略（怀恨在心），对待丈夫尤其如此。

● 药物/生物学：可能需要对月经失调进行医学干预。

　　维度剖面图可以随时修改。它是提醒治疗师不要忽视特殊问题的指导模板和纲要。

　　多模式模型（BASIC I. D.）允许治疗师采用几种不同方法进一步增强评估和治疗。它们是：（1）搭桥；（2）追踪；（3）次级 BASIC I. D. 评估；（4）结构剖面图。我们将在第五章和第六章对这些方法进行阐述。不过在此之前，我们先在第四章考查指导实践的理论是否适当，并特别关注折中主义思想与整合心理治疗领域的区别。

第 四 章

理论与技术

很多人错误地断定多模式治疗与理论无关,甚至更糟糕的是,认为它反对理论。单凭随意突发奇想而运用一些难以理解的技术,不可能为增进治疗知识提供基础。至少,治疗师的所作所为都应该有内在的基本原理作指导。治疗方法主要根据治疗师对因果关系的理解而决定。如果治疗师认为咨客的问题是源于魔鬼,那么就应该选择驱魔作为治疗方法。如果假设大多数问题行为的背后存在潜意识冲突,解决冲突将成为主要的治疗内容。但是,理论与实践之间的关系非常复杂。很多人轻视或忽视了一个明显而重要的事实,即技术之所以有效,未必是由于技术背后的那套理论。也就是说:*实际上,技术之有效果,可能与孕育那些技术的理论观念毫无关系。*

科学理论只是一套精细而复杂的假设或主张,强调理论并非事实显得陈腐老调。但是一些心理治疗师为了传播他们的理论信念,往往不重视他们对事实进行探查的义务。在心理治疗领域,已经有很多知识渊博的人偏离了无私公正的科学道路,而陷入严重的个人偏见之中。科学哲学家和历史学家如托马斯·库恩和保罗·法伊尔阿本德指出,即便是一些物理学和化学科学家也倾向于非理性地专注于他们所偏爱的理论,甚至当科学资料明显地不支持这些理论时也如此。在心理治疗领域,这种倾向更加突出。先入为主的方案被大力提倡,遗憾的是在大多数情况下坚持某种学派的观点不是基于对获得资料的分析,也不是来源于已经确立的备选治疗方案,而是基于治疗师的个人偏好。

发展理论是为了有助于对各种现象进行解释或说明。也许理论的特有功能是试图获得对所观察到的令人困惑的现象和主观论断有客观的认识。对于心理治疗来说,理论要尽量解答某些情况出现、维持、改变或消除的原因和过程,从而对其进行预测。从科学的立场来说,只有那些在经验中得到论证的理论才可能被公众接受。当然,也有不经由严格客观的科学调查而了解到事实真相的方法,如通过直觉、个人、相关和美学的方法而获得"真理"。在探索真理的过程中,任何方法都有用,不能予以轻易否定或蔑视。正如克鲁斯(1986)所说:"只有设法确认貌似的自然法则——不论其来源为何——值得我们相信时,我们才真正做到了科学上的严谨。"(第 107 页)我们必须在主观上避免循环过程,即某种理论支持下的临床方法所收集到的资料,倾向于验证了这种理论,使临床工作更深入,从而更加支持这种理论。

观察资料与结构

对理论与观察资料加以区别是非常重要的。"观察资料"是指推测程度最低的表述。以下是观察资料:"他走得很慢;肩膀塌拉着;眼睛往下看。"从中可以作出推论:"他似乎情绪低落";"他很可能在尽量避免焦虑发作";"我想他对某件事情感到非常愤怒",这种推论属于判断和推测。比较下面两种表述:(1)"人们无意中听到他与妻子争吵,后来看见他在院子里踢园艺设施。"(2)"他之所以这样做是因为要转移源于阉割焦虑的攻击性。"第一个表述(观察资料)含有某种低水平的推测,且不是 100%的理论中立,但第二个陈述所包含的推测与第一个陈述有着质与量的差别。有太多的治疗师倾向于采用"心理推敲"的方法,而缺乏对客观评估应有的关注、对猜想与推测的极度审慎、对说教和传闻应有的忽视,最终只能导致混乱和混淆。

由于实际上所观察到的现象并非是在真空中发生的,而是受到我们所持观念的影响(即我们把自己的理论观点带到所观察到的现象中),那么事实上是否能够真正对观察资料与理论进行区分呢? 根据社会结构主义的极端观点(例如格根,1982),我们创造我们所观察到的事物,以致我们不能发现事物本身的固有性质;更确切地说,我们创造出我们自己的理论和分类标准,并以此来看世界。从这个观点出发,是不可能把观察资料从理论中区分出来的。我和同事斯坦利·梅瑟曾就这个问题有过非常激烈的争论,他赞成后实证论(postpositivist)或后现代主义概念(postmodernist conception),支持用解释学的观点来代替受过训练的客观评估法。这场争论的细节不在本书所涵盖的范围内,感兴趣的读者可以阅读我们出版的谈话录(拉扎勒斯和梅瑟,1991)。赫尔德(1995)曾撰文对心理治疗后现代理论进行了尖锐的批判,对此感兴趣的读者可以阅读伍尔福克的著作(1992)。

虽然心理学家没有"纯粹"的观察资料,但仍然需要对观察资料与理论加以区分。问题的关键在于不必将观察资料与理论进行绝对区分,而使观察资料只包括纯粹的事实。如果认为把两者区分开来是完全不可能的,那么我们怎样验证理论呢? 我认为,当抛开多余的那些理论包袱时,精神动力学遗产能使我更好地理解如下观察:人们能够进行拒绝、否认、投射、置换、分裂和压抑情感,而且潜意识过程等心理活动对充分理解行为来说常常是很重要的。不应该把上述这些观点误解为是在重视具体的"防御机制"或"潜意识心理"的概念。

对上述内容的探讨自然引发出对下述问题的思考:哪些特定的结构对于解释人类的奇特行为是必要的? 充分的心理治疗框架需要哪些术语和概念? 我们必须假定存在灵魂、心理能量、身体自卑感、原型、本能、实现倾向、俄狄浦斯愿望、潜意识、自我状态或内在儿童吗? 如果我们完全赞同简洁原则(即在两个同等站得住脚的假说中,选择简单的那一个),如果我们留意简化律(认为解释性原则不应该被不必要地复杂化),那么整个心理治疗专业将享有完全不同的氛围,并赢得更多的尊重。

从广义上说,我们是遗传物质、身体条件和社会学习经历相互影响的产物。但这并不等于告诉我们一些行为、见解、洞察力、幻想、人际交往模式是何时、何地、怎样具体地形成的,也没有告诉我们形成的原因。我的确认为这些与病因学和因果关系有关的问题并没有得到很好的理解。而且,我们也并不需要为了治疗而必须对导致问题的原因有一个精确、正确的解释。根据简化律的精神,我认为在解释心理困扰的起因和变化机制时,我们不能忽略七个结构。

七 个 结 构

形成和维持人类人格的七个因素是:(1)事件之间的联系与关系;(2)示范与模仿;(3)非意识过程;(4)防御反应;(5)个人特征;(6)元沟通;(7)阈值。

1. 事件之间的联系与关系

雷斯科拉(1988)对巴甫洛夫条件反射说进行了尖锐修改,他对成对刺激的必要性和引发学习的时间邻近的适当性提出了质疑。但是,我们一生中的事件都是有关系或关联的。当我们可以预见一个刺激所激发的反应,并且它们与另一个刺激所激发的反应很类似时,就可以说这两个刺激之间存在关联性。V. M. 别赫捷列夫最初把这种现象定义为"联系反射";后来引入"条件反射"这一术语,之后又变成"条件反应"。很多经典条件反射与操作条件反射现象有助于解释人类行为多样化的起因和维持因素。简单地说,当发现某人的妈妈曾试图将橘子汁加入某种药物来掩盖药物的苦味时,"经典条件反射"理论可能会作出最简单的解释,认为这就是导致这个人厌恶橘子汁的原因。当一个男孩经常抱怨头痛却查不出任何器质性原因时,"操作性条件反射"理论的"解释"似乎比较充分:因为他的父亲或母亲过分在意与担心他的不舒服感觉,如显得大惊小怪,并抱住他。

MMT 治疗师没有卷入周遭的争论之中,而是吸收了"刺激泛化"、"正强化"、"负强化"、"惩罚或厌恶刺激"、"刺激控制"、"间歇强化"、"自我强化"、"连续近似"、"尝试与错误"等概念,这对于治疗很有用。

2. 示范与模仿

39　　通过观察别人完成某项活动的过程然后模仿实施,这样获得的新的反应方式大大提高了人类的生存能力。在掌握很多复杂的职业任务和社会要求的过程中,成功往往依赖于模仿、观察学习和认同(见班杜拉,1986)。

3. 非意识过程

我所称的"非意识过程"与精神分析的"潜意识"概念有着显著差异,后者有假定的情结、心理结构、内心功能以及关于人格发展的详细但无法证实的推论。而"非意识过程"这一术语只是承认(1)人们有不同程度和不同水平的自我觉察;(2)尽管缺乏觉察或意识层面上的理解,未被认识到(阈下)的刺激仍然能影响个体意识层面的思维、情绪和行为。意识体验和非意识心理过程对于充分理解人类认识、学习或行为的方式都是必要的(谢夫林和迪克曼,1980)。

4. 防御反应

人们能通过许多不同的方法来减少他们的自我觉察、进行自我欺骗、给自己的情感反应贴上错误的标签以及隔离自己（和其他人）的情感，对此没有人会有异议。因此，人们倾向于合理化和过分理智化，会否认自己强烈的情感或错误地把它们归于其他人身上（投射），会轻易地把攻击性转向其他人、动物或别的东西。"防御反应"这一术语只是包括以经验为根据的简单事实，而不包含"防御机制"这一术语的附加含义，后者详细阐述了为了阻止过强的本我冲动的复杂态度、知觉和注意转换。

防御反应是个体为了减少痛苦、不安、焦虑、抑郁、内疚和羞耻而采用的"回避反应"。因此，我们所指的"升华"不是"把冲动/愿望转化和修正为意识层面上能被自我和超我接受的追求"（里德，1980，第84页），而是一种注意力的转移、一种努力的渠道，是把注意力集中[40]于某个而不是别的方向上。例如，当一个年轻人询问在妻子怀孕的最后阶段什么是处理他的性冲动的最好方法时，MMT 治疗师会建议他进行手淫或升华，或两种方法一起用。在这种情况下，"升华"是指进行体育锻炼、慢跑并全身心地投入到一些活动中，以此来削弱性欲。

5. 个人特征

在对新行为主义充满狂热的日子里，人们认为经典（应答式）条件反射、操作（工具）条件反射、示范和替代过程可以解释人类大多数行为过程。但是，人们很快就意识到，人有能力进行独立思考，而不是一味接受最佳计划、强化和榜样。正如班杜拉（1986）所述："人们对可能性的结果与行动如何关联的看法能够削弱、歪曲反应的结果，甚至使之无效"（第129页）。因此，必须把个人特征（例如：信念、价值观、态度、想象、自我反省、自我调节）添加到基本概念库中。这包括对语言、语义学、问题解决能力、评价、归因、自我效能、期待、目标、编码和选择性注意的个体化运用。这些观点如同人的一个重要过滤器——人不是机械地对外界刺激作出反应。对刺激的看法将决定一个人注意到哪些刺激，如何感知与评估这些刺激，以及记住多长时间。

6. 元沟通

　　人们不仅进行着"沟通"，还有"元沟通"（也就是，对他们的交流进行沟通）。人们能置身于交流之外，检查他们之间的关系和交流模式的内容和过程。元沟通并非通常的一对一关系的交流。涉及元沟通最典型的干预是在夫妻治疗中进行的。夫妻双方彼此检查对方对两人信息的看法。例如，在对结构剖面图进行讨论时（见第六章），除了给自己评分之外，治疗师还会问夫妻双方："你认为你的伴侣会给你打多少分，你能猜出他（她）会给自己打多少分吗？"对这些评分的
41 吻合度和差异度的讨论通常能促进夫妻间的相互理解。

　　很多有关矛盾与节制的书籍和文章都谈到发生在各种关系中的元沟通，以及它们能用于促使问题得以解决的途径。瓦茨拉维克、维克兰特和菲什（1974）通过一个非临床实例精彩地抓住了他们所称的"第二顺序改变（second order change）"的本质。他们讲述了发生于19世纪巴黎的一起事变。在那次事变中，军团司令官和他的特遣部队收到了向暴动者（暴民）开枪、清理市民广场的命令。于是士兵们占据了开火位置，用枪对准群众。一旦士兵开枪，将轻而易举地获胜，因为他们有武器，而赤手空拳的群众中将有许多人中枪身亡，但那样只会加剧现有的混乱局面。就在司令官拔剑命令士兵开枪之际，广场上出现了死一般的寂静。只听见司令官声嘶力竭地高喊："女士们、先生们，我接到了向暴民开枪的命令。但我看到在我面前有很多诚实的、值得尊重的市民，我命令这些人离开，这样我能放心地向暴民开枪。"只有数分钟的时间，广场上便空空荡荡。正如瓦茨拉维克等人指出的那样，司令官选择使用了一个次级悖论干预，用每个相关人士都能接受的方式对环境进行重新构建。这就是接下来我们将会讨论的，元沟通在很多情况下都能促进治疗进程。

7.　*阈值*

　　人们有不同的挫折、应激、疼痛、噪声和污染耐受阈值(这里只列举了几种阈值)。阈值在很大程度上是天生的。换言之,人们在对多种多样的刺激物作出反应时,有着独特的自主神经系统唤醒模式。自主神经系统稳定的人(通常对很多刺激的阈值都很高)与不稳定的人(通常与很多情形或环境刺激的低阈值有关)有着不同的"人格特征"。后者易于焦虑,而且容易在应激条件下出现病理性焦虑(蒂勒,1982)。

　　我认为把前述几种因素结合在一起,能充分解释人类的各种体 42 验:我们的希望、愿望、幻想、感受、梦想、渴望、动机、雄心、恐惧、担忧、爱和恨。在工作坊、研讨会和各种课程中经常会提到的一个问题是,形成和维持人类人格的因素是否还应该包含"精神"维度。根据简洁原则,我认为视"精神"为一个独立的特征或维度是错误的。我认为这里所说的"精神"通常由一些强烈而非常牢固的信念结合而成,常常包括生动的图像和强烈的感觉成分。无论何时治疗师都应该避免对解释性原则进行不必要的添加或增加。

技术折中主义与经验证明有效的方法

　　大约在 1964 年,我在帕罗·阿图(Palo Alto)V. A. 医院给两个病人作了几个月的治疗,来自旧金山海湾地区的专业人员坐在单向玻璃后观看了整个治疗过程。此后,我认识到理论信仰的武断性。那时的我是一个热情洋溢的行为治疗师,不重视认知过程。在一周接一周的治疗中,同事们观察到我运用了放松技术、系统脱敏、自信心训练、多种想象技术并布置了家庭作业。每次访谈后,我都会与同事一起讨论使用或不用某些治疗技术的原因。在进行了 8—10 次访谈之后,病人显然有了明显的进步。然后我们进行了一场热烈的讨论,探讨病人建设性改变背后的原因。同事中有来自不同流派的理论家,每个人都大声地竭力想要证明他所(她)信奉的理论观点是正确的。由于大家对治疗的理论信念相互对立,我突然想到无论治疗过程背后的真实性或正确性是什么,大多数的发言者(包括我自己)都可能是错误的。虽然大家对治疗过程没有不同意见,但对治疗取得进展的原因却没有取得一致性见解。

这是促使我形成技术折中观点的主要推动力(拉扎勒斯,1967,1989a)。正如伦敦(1964)所强调的那样,虽然某种理论基础会在很大程度上决定治疗师可以或不可以使用哪种技术(见戴维森和拉扎勒斯,1994,1995),但是我们对病人运用的是技术而不是理论。因此从任何一种流派挑选可能有效的技术而不必赞同它们所来源的理论才是有意义的,所以治疗师不必为了使用弗兰克尔(1967)的"矛盾意向"法而赞同他的存在主义理论的某个原则,可以自由地运用"空椅技术"而不必信奉格式塔或心理剧理论(参见拉扎勒斯,1995)。对理论在心理治疗整合中的作用感兴趣的读者可以参阅阿尔科维兹的精辟文章(1989)。

在多模式治疗中,选择和发展特殊治疗技术不是随意而为的。我的基本观点归纳如下:只有在还没有针对某种特殊障碍的成熟治疗方法,或运用了成熟的治疗方法却没有获得预期的结果时,才可以运用折中主义。因此,当我们为伴有或不伴有惊恐障碍的广场恐惧症患者制定治疗方案时,就应该先想到已经存在的几种经过充分论证、临床经验证明有效并被高度推荐使用的治疗方法(巴洛,1988;卡尔泰,图罗夫斯基和巴洛,1994)。例如,巴洛(1988)提到:"世界各地的研究者已经有充分的证据表明,现场暴露是广场恐惧症行为治疗的核心成分,它比其他任何可靠的备选心理治疗方法都有效得多"(第407页)。

当正确地实施了这些治疗方法,却并没有达到期待的效果时,可以考虑采用那些证据还不太充分的方法或努力开发新的治疗策略

（见戴维森和拉扎勒斯，1995）。临床疗效往往与治疗师处理问题时所拥有的有效技术、策略和方法的多少呈正比。但是，如果胡乱引用没有坚实基本原理的技术，则只能导致汇合性的混乱（见拉扎勒斯，1989a，1995）。系统、描述性的技术折中取向是与瑞典自助餐式折中概念相对立的，后者是按照未阐明的不能重复的过程来选择治疗方法（拉扎勒斯和博伊特勒，1993；拉扎勒斯、博伊特勒和诺克罗斯，1992）。

近来，期刊或书籍中有关治疗方案的大量文献强调了多维度、多因素、多方法的途径。专门的临床治疗手册特别建议把多种技术结合起来运用。例如，在治疗惊恐障碍时，巴洛和同事（例如：巴洛，1988；巴洛和赛尔尼，1988；巴洛和克拉斯克，1989）推荐了结合几种方法的治疗方案：放松训练，呼吸训练，认知重构和对触发惊恐的内部线索的暴露治疗。与此类似，治疗强迫症的方案包括对恐惧刺激的暴露、反应阻断，并常常结合药物治疗（例如 5 - 羟色胺重摄取抑制剂）。精神分裂症的治疗除了使用抗精神病药物之外，还要求进行社交技能训练、职业康复和支持性雇用，它们是个案整体治疗方案的一部分（米泽尔和格林，1995）。甚至于夏皮罗（1995）创立的眼动脱敏与再加工（EMDR）也是一种涉及多方面的治疗方法，如果不算多模式方法的话，它是一种把行为、情感、感觉、想象、认知和人际关系的内容精细而系统地相结合的治疗方法。

前面提到的合并治疗使用了非折中主义的策略，但都来自已经确立的认知行为干预的范围之内。几乎很少（即使还有一点的话）有资料或对照研究支持这一观点：把精神动力学、格式塔或任何其他的非行为技术或方法加入到标准的认知行为方法中会提高临床疗效。然而，临床疗效提高的可能性是存在的。但是需要再次强调的是，千万不能随意地把不同技术混合起来。兰伯特（1992）曾告诫说，某些折中主义治疗的"疗效甚至不如合并之前的单一流派方法的疗效"（第 122 页）。卡兹丁（1984）得出了一个相似的结论，并强调"把没有得到充分支持的特殊方法仓促地综合在一起，会明显阻碍治疗的进展"(第142页)。卡兹丁(1996)写过一篇论述不同合并治疗利与弊的文章,内容翔实、旁征博引,令人信服。威尔逊(1995)也对心理治疗的整合进行了深刻的批评。他强调除非建立了正确的指导方针,否则不能任意、武断、主观地挑选技术。

那些尝试把不同的理论混合在一起,希望发展更有效治疗技术的人往往最终走进死胡同。原因很简单,最后的分析表明各种特定理论之间存在着根本不可调和的差异,因而无法进行有意义的整合(见附录5)。因此,融合行为理论与精神动力理论的普遍趋势只得到了表面或表型相似性的结合(正如弗兰克斯在1984年精彩的辩论观点一样),因为它们在根本上是不相容的。但也有少数例外。例如,一般系统论与认知行为治疗观点的结合有相当的前景(见科维和拉扎勒斯,1986),弗兰克斯(1982)对此也持有相同的观点。那些寻求人格完整理论的人可以参阅斯塔茨(1996)写的书,他提出了心理行为学派的一元化理论。

认知行为治疗的相关文献已经表明,对许多精神痛苦有多种可供选择的治疗技术,这些精神痛苦包括适应不良的习惯、害怕与恐惧、应激相关问题、性功能失调、抑郁、进食障碍、强迫症和创伤后应激障碍(塞利格曼,1994)。赫森和安默曼(1994)合著的《成人规范治疗手册》除了涵盖了前面提到的各种障碍外,还有痴呆、精神活性物质滥用、躯体化障碍、多重人格障碍和多种其他人格障碍、心理生理障碍、疼痛管理以及多种暴力形式。除认知行为治疗之外,得到经验证实的其他治疗方法相对很少(见钱布利斯,1995)。有两个值得关注的例外情况,即抑郁症(克勒曼、韦斯曼、朗斯维尔和谢弗龙,1984)和贪食症(费尔伯恩,1993)的人际关系心理治疗。当抑郁症或贪食症病人前来求助时,有经验和职业道德的治疗师会实施已经确定的治疗方案(或把病人转介给其他精通人际关系治疗的治疗师,他们能促进治疗的进行,确保病人获得快速持久的疗效)。

我们现在重新回到构成简明综合治疗实质的特殊方法——多模式治疗。

第　五　章

多模式评估方法：搭桥与追踪

　　多模式方法中已经形成的所有方法都遵循一个主要的目标——促进并加快治疗进程。翻开我写的《多模式行为治疗》一书（1976），开篇写道："大多数治疗师都在浪费时间。"虽然 20 年过去了，我看到了越来越多活跃的初学者和资深治疗师，但我仍然强调同样的观点。当我在听接受我督导的治疗师的录音带，或者观摩权威心理治疗师的现场演示时，我常常发现自己会不耐烦地敲击手指，希望他们切入关键点或者做一些对咨客真正有帮助的事。对我所说的"关键点"或特别"有帮助的"治疗内容，也许有些治疗师却认为并不重要，所以接下来我们讨论一些真实个案，而不是泛泛而谈。

　　我曾经观摩了一位著名治疗师的教学录像带，录像带中他颇为自豪地演示了自己的一些治疗方法。一个小时的录像带里浓缩了连续五次心理访谈的精华内容。咨客是一位二十四岁的男性，其主要问题与工作表现差有关，曾经在短短六个月时间内四次因为反对上司而遭到解雇。尽管他凭借自己的计算机方面的才华，在激烈的职场竞争中屡屡被聘用，但是对权威的挑衅态度又给他带来不幸。在录像带中，治疗师详细探寻了咨客对他独断专横父亲的内心反应，推论他对权威人士的不适当反应正源于此。治疗录像带已经放到最后三分之一（时间过去有四小时了），治疗师还在不停地重复相同的内容（如同一个木匠不断反复敲打一颗钉子，唯一的效果是把钉子放在一个恰当的位置，用一些强有力的工具在敲击，但是钉子并没有被钉入木板）。曾有几次咨客谈到"我想我已经理解自己为什么会有那样的反应了,但是我可能需要学会用其他更好的方式来表达自己"。在我看来,咨客是在强烈提示需要进行行为演练或角色扮演。在现今的市场下,五个小时不断重复相同治疗内容显得太奢侈了,我们已经提供不起了,因为一些保险公司只提供病人五六次的治疗费用!

　　我在听学生的治疗录音带时,常常会没有耐心。最近我听了一盒我的一个学生的治疗录音带,在这次治疗中,她想探寻咨客对侮辱性评论的感受,因为这样,她就可以评估咨客的情绪并帮助她作出恰当的反应。但咨客并不谈论她的感受,而是一直在谈她的想法、观点以及当时的情景。治疗师则不断小心地打断咨客分析情景,试图引导咨客暴露她的情感。但她们只是在不停地兜圈子、浪费时间,治疗没有进展。下面是她们的谈话记录(稍作修改)。

治疗者:你妈妈当着舅舅的面说你爱撒谎的时候,你受到伤害了吗?你有什么感受?

咨客:　我妈只是在表现自己,她故意这样做,好给她大哥留下深刻印象。

治疗者:以嘲弄你为代价? 你对此有何感受?

咨客:　我想我舅一直认为我妈太宽容,他曾经谈到过这类事情。我妈很钦佩他,真的非常敬重他。所以她这样做是为了向哥哥证明她很强硬。

治疗者:所以她就说你是个爱撒谎的人? 这会不会让你感到烦恼?

咨客:　你必须得理解我妈与我舅的关系。他的看法对她来说太重要了。

治疗者:我理解这一点,但你还是没有回答我的问题。

咨客:　她还有一个兄弟,与他在一起时,她就表现得完全不同。

治疗者:你不要转移话题。我正在尽量理解你的情绪和感受。你的意思是你妈妈的话一点都没有影响你的情绪吗?

咨客:　问题是我没有撒谎。我确实说的是真话。

治疗者:我相信你,这是最重要的。所以你妈妈说你撒谎是在冤枉你,而且她还当着别人的面冤枉你。你觉得心烦或有别的感受吗？

咨客：　我妈确实是一个非常不可靠的人。也许你应该什么时候见
　　　见她。

治疗者:又跑题了。你看,你没有撒谎却被说成是爱撒谎的人。而
　　　且,你妈还是当着别人的面说这些的。这已经不是第一次
　　　了。你妈经常责骂你、冤枉你。所以我想知道,你有没有为
　　　此感到很受伤害,感到很愤怒、焦虑、抑郁、烦恼或其他不好
　　　的情绪。

咨客：　唉,我已经努力地给你解释当时的前因后果了。

　　　听到这里,我关上录音机,告诉治疗者,她的咨客此时正在提议
采用一个可能有效的方法(面见母亲,或者同时与母女一起交谈几
次),我问她对这个年轻女性很不情愿谈自己感受有什么看法。她们
的治疗关系不错,而且所谈论的事情并不是非常重大或者有压力而
显得特别有威胁性(这两个因素可以解释咨客为什么不愿意或拒绝
开放其情感世界)。治疗者说,这个咨客在想法上非常喜欢刨根问
底,比较理智。于是我教她一种"搭桥"的简单治疗技巧,当咨客不愿
讨论或揭示其重要的感受时,使用这种技巧常常很有效。

搭　　桥

　　　当咨客不愿谈及情感而只是对问题作出合理化和理性的解释
时,如果治疗师打断咨客,不断迫使他们表达情感,这是最无效的方
法。搭桥技术则是从咨客更喜欢的模式(认知)入手,交谈几分钟之
后再询问其他(可能更中性化)维度的情况(例如想象或感觉)。用这
种方式尝试五六次而不是持续询问咨客的情感反应,治疗者就有机
会参与到咨客对其认知模式的讨论中,而不是对咨客说"你跑题了",
交谈或多或少可以像如下那样继续下去:

治疗者:所以她很喜欢在哥哥面前说些不顾及你的感受的话来打动　49

她哥哥。

咨客： 是的。她想让她哥觉得她是不容易被别人打败的人，知道怎样管教孩子，而不是让孩子爬到她头上。

治疗者：所以当她的身边有个像她哥那样的人的时候，一个好的办法是与她保持一段距离。因为当时并不是与她探讨的恰当时机，否则很容易触怒她。

咨客： 你说得太对了！

治疗者：除你的舅舅之外，你妈还佩服谁？

［对话可以在这个水平上继续几分钟。这样，咨客会觉得治疗者在理解、倾听自己，而没有被逼迫的感觉。此后，治疗者可以将话题转换到一个威胁性较小的维度，比如感官反应。］

治疗者：当我们讨论这些不同问题的时候，你留意到身体有何感觉吗，比如紧张、发热、脸红、口渴、发抖等？

咨客： 我觉得脖子发紧。

治疗者：还有其他感觉吗？

咨客： 我还觉得下巴肌肉发紧，右肩有点痛。

治疗者：我们花一点时间谈谈这些感觉：脖子和下巴发紧、肩膀疼痛。你能详细描述一下这些感觉吗？

［此时他们的话题已经从认知维度转向感官反应。也就是说，他们已经通过搭桥方法，从认知维度转入感觉维度。治疗师只需要 30—60 秒时间来讨论各种感官反应，然后就可以进入情感维度。］

咨客： ……脖子的紧张感似乎还波及到了肩膀，我甚至能感觉到背部肌肉发紧。

治疗者：我想我们现在知道了紧张是如何产生的。这种紧张感会转化为情绪或情感吗？你有什么感受？此时此刻你心情怎么样？

咨客： 我有两种感受，愤怒，伤心。

治疗者：你是说当你妈说你爱撒谎时，你感到愤怒、伤心或沮丧吗？

咨客： 是的，我感觉对不起我母亲。

治疗者:你说的这些很重要。我们来好好谈一谈。

　　评论:对于很多个案来说,上面假定的交谈过程虽然绕了 5 分钟的圈子,但使得治疗师能够绕开各种障碍快速切入要点,而不会浪费时间指责咨客或与他们发生争执。我们将这种交谈步骤归纳如下:

1. 如果咨客不愿意谈及某个特殊维度(通常是情感)的话题,治疗师就先与咨客谈论他(她)似乎更愿意谈论的话题。

2. 这样交谈数分钟后,治疗师试着将话题转入另一个维度(例如,通过询问"你注意到身体有什么感觉吗"或"你留意到脑海中有什么图像或画面吗",以转入到感觉或想象维度)。

3. 对大多数个案来说,将话题转换到另一个维度并不困难。* 在这个维度上简短交谈一会儿(仅仅数分钟)后,以此为桥梁设法转入情感维度。

　　下面是一段运用了搭桥方法的详细谈话记录,治疗师先从想象开始,转入短暂的感觉维度,然后再引出情感反应。

咨客:　我不知道。我是说你认为她有权利,嗯,就像,倒一袋土豆那样把我倒掉吗?

治疗师:嗯,我懂你的意思。这伤害了你。

咨客:　不是……,不是那样或是别的什么。

治疗师:不是那样。你很诚实。

咨客:　是这样。就像,我不知道该怎么说,嗯,就像被人从背后戳了一刀。

治疗师:所以这让人非常痛苦。当时你内心有哪些主要感受? 是愤怒、悲伤还是其他?

咨客:　唉,这类事情的发生并不完全出乎我的意料。我的意思是说

---

　　* 如果咨客仍然坚持不改换话题,就设法交谈几分钟之后再尝试转换话题或采用搭桥技术。如果还不行,就中止原计划,采用其他策略。"我们另外找时间再谈这个话题吧。现在来做一些放松练习训练好吗?"此后,如果时间允许的话,治疗师可以再试用搭桥技术。

她以前也有过这样的行为,她不太稳定,如果你知道我的意思。

[此时咨客显然不情愿谈及他的情感,这时可以从咨客所谈的内容开始运用搭桥技术。]

治疗师:[参与咨客在认知维度的话题]以前什么时候她曾经这样做过?

咨客: 什么时候? 我只知道她曾说过她会突然与别人断交。我问她为什么不能与别人一起讨论或解决遇到的问题,而不是绝交,但她什么都没说。是的,在某种程度上我预感到会发生这样的事。

治疗师:但这还是令人震惊。她这样做的理由是什么? 我的意思是你认为她为何这样做?

咨客: 我不知道。我想她可能是与别人相处不久就感到无聊了。[停顿]这可不像我们吵架或其他事情。你还记得上次吗,我告诉过你的,我们去肯尼家吃晚饭时的情形?

治疗师:是你们在车上发生口角那次吗?

咨客: 是的。嗯,让我来告诉你后来发生了什么事情,我还没有告诉过你。

[对话持续了约 3 分钟,此间咨客详细描述了他长期以来遭受的许多痛苦,并且说与母亲的这种关系从一开始就是命中注定的。当咨客说到"这些事仍然清晰地浮现在我眼前"时,治疗师决定在这个恰当的时机运用搭桥技术将谈话转入想象维度。]

治疗师:那么你能想象并描述那个情景吗? 闭上眼睛好好想想,然后告诉我你看到了什么好吗?

咨客: [闭上眼睛]我看见了她的姿态和她穿的衣服。我看见她脸上的表情,好像在傻笑。她似乎在盯着我看。[停顿了大约20 秒]

治疗师:你能像用特写镜头那样,仔细看看她眼睛里面隐藏着什么吗?

咨客： ［睁开眼睛］很有趣。正如你说的那样，我有些看透她的心思 [52]
了。那个什么词来着？厌恶女人的人？

治疗师：那是厌恶女人者。

咨客： 是的，那她就是"厌恶男人者"了。

治疗师：你在抓挠脖子。那儿痛吗？

咨客： 是的，我的脖子紧绷绷的。

治疗师：除了脖子发紧之外，身体的其他部位有什么感觉吗？

咨客： 有。我的头这儿痛［指着他的右侧太阳穴］，而且觉得胸闷。
可能是我说到这些事情让我心烦。

治疗师：嗯，这的确令人心烦。

咨客： 我想也是。

［现在似乎是一个好的时机来尝试将话题转入情感维度。］

治疗师：那么你离开的时候主要有什么感受？

咨客： 我觉得自己像一个笨蛋，一个十足的傻瓜。我太轻信别
人……太容易上当受骗，眼睁睁地让自己落到如此下场，但
是也可能当时我并没有意识到这一切。其实我从一开始就
知道我在做什么，在与谁打交道。让我滚开！

治疗师：你对谁这么生气？

咨客： 我自己。

咨客： 哦，我们来看看是否可以不要这么自我谴责，而是从中学习
到什么。

上面我们讨论了搭桥技术，现在我们再来讨论另一种评估方法，
它也能让治疗师锁定目标，促进治疗进程，这就是追踪技术。

追　　踪

大多数人都有一个"点火次序"，在不同情境、不同时间下都相当

稳定。因此，在治疗中，当一个四十岁出头、患有广场恐惧症的妇女，能够认识到自己焦虑症状的出现有一个可以预料的次序时，就会获得恰当的治疗性改善。治疗师经过详细询问后发现，她的第一个焦虑症状是脑海中反复想到令人不愉快的*画面*（例如，看见自己昏倒在大街上，虽然从未发生过；还看见自己在公众场合小便失禁，虽然这也从未发生过）。只要当她一想到自己独自一人在公共场合，尤其是当她在超市购物或壮胆去大商场时，这些不好的画面就会被激活。而后，这些令人心烦的想象会立即唤醒不愉快的感觉（例如：心动过速，发抖，呼吸困难，耳鸣），然后她开始想到自己有可能患有精神病（认知）。这个 I-S-C 次序或"点火次序"（想象—感觉—认知）往往会达到广泛性焦虑的高峰，有时还会导致全面惊恐发作。

以前有个治疗师曾采用放松技术（针对感觉的治疗方法）和现场脱敏（行为技术）来帮助她，但收效甚微。因为这个咨客的焦虑症状始于想象维度，说明比较适合首先从"右脑"信息输入途径入手进行干预，而其他方法可能效果较差。对咨客的治疗肯定了我的推测。在谈到以前所接受的放松治疗和暴露治疗时，她说："我们居住的环境非常宁静，我在我家附近的街道散步时能越来越放松。但是一想到要去其他人多的场合时仍然会恐惧。现在我知道原因了，那是因为一些原先就存在的恐怖画面如昏倒和当众小便等会突然冒出来让我害怕不已。这是你让我在脑海中搜寻焦虑症状出现时头脑中的画面时，我才意识到这点的。"

由于她的点火次序是 I-S-C，所以我在治疗时首先运用了一系列的想象应对方法。我让她在咨询室和家里进行循序渐进的想象练习，逐渐想象自己安静地待在一个更大、更拥挤的公众场合。还让她学习并进行抵抗昏倒的练习，"当感到头昏或头重脚轻时，就马上紧张身体各个部位肌肉，并保持这种肌肉紧张状态"。她很快战胜了对昏倒的恐惧，但是她对当众小便的焦虑依然很顽固，我建议她每次外出时，可以穿上专门为小便失禁者设计的裤子。这个"治疗性拐杖"计划可以促使咨客去行动，从而有利于行为脱敏。她遵从了我的建议,之后现场暴露和放松训练获得了很好的疗效。

当咨客无法说清楚自己的情感反应,并感到迷惑时,通常可以应用追踪技术。如咨客通常会说"好像是忧郁的感觉","我不知道为什么我会有这种感受……我不知道怎么会有这种感觉",这时可以让咨客讲一下最近发生的事情。例如,前述的那位反复惊恐发作的咨客起初声称自己"没有明显原因而感到惊恐",但在治疗师简单提问之后,她就能够把下面的一系列事件串在一起了。 54

她最近一次出现惊恐发作是在看电视时。当时她觉得心脏似乎比平时跳得剧烈(感觉意识)。这使她想起不久前参加一个宴会时的惊恐发作,当时她昏倒了。(那天她喝了很多酒,觉得眩晕和头重脚轻。)现在每当她回想起那天的经历(图像),仍然有强烈的羞耻感,而且会心率加快,加上回想起宴会那天朋友们的关注,她的不适感越发加重了。

不久她害怕自己会再次昏倒,这种害怕导致她产生惊恐感,即S-I-C-A 模式(感觉、想象、认知、情感)。因此,在这次治疗中发现了两个扳机点——感觉和想象。我先教给她一系列使自己平静下来的技术,包括肌肉放松以及使自己放心的自我对话。然后,针对她在宴会上喝醉酒的画面所引发的情感反应顺序进行脱敏。这种双模式干预方法消除了她的惊恐症状。

有时,运用追踪技术仅仅需要寻找一个一系列联想和反应的起动模式。下面这个个案就能说明这一点。在这个个案中,咨客对自己的一些性困窘感受感到不知所措,我们运用追踪技术帮助他找到这些反应的发生过程。

咨客：　我觉得不正常,真的不正常。我知道问题出在这里[指着他的头],在性交时,通常男人阴茎勃起会让女人感到满意。但是如果我发现女人看到我的阴茎勃起,我却觉得,怎么说呢,有种害羞、愚蠢和窘迫的感觉。就像我刚才说的,不正常的感觉。所以我只能在黑暗中做爱。如果她只是抚摸阴茎,那倒没什么,但我不能让她看。这是不是不太正常或太什么了?

治疗师：这并不是不正常，你也没有不正常。通常存在一些简单的原因可以解释你为何有这些感受。

咨客：　嗯，虽然对我来说让女人看到我的阴茎犹如下地狱般难受，但是对我并不意味着什么。当我二十来岁的时候，有一次和一个女人约会，我们在车上拥抱亲吻。当时我觉得很兴奋，她注意到我裤子里阴茎勃起来。她哈哈大笑，对我说："哦！瞧我看见了什么！"我感觉很糟糕，有点像犯罪时被当场抓住一样。勃起也立即消失了。那时我正在读大学，曾把这件事告诉了一个神经科大夫，他说可能当我还是小孩子的时候，妈妈曾经走近我身边，发现我正在手淫，于是严厉地惩罚了我，使得我日后出现这种情况。但我不记得曾经发生过这样的事。我想问，如果真的发生过这样的事，难道我会忘了吗？

治疗师：很可能会忘了。让我们试试被我称为"追踪"的技术。首先想一想和你预期相反的情形。想象你的阴茎勃起了，有三个女性看见它，惊叫着说你很棒，给她们留下了深刻印象。

咨客：　[突然大笑起来。]不，我想象不出来。

治疗师：为什么想象不出来？会发生什么事？

咨客：　[仍然在笑]太好笑了。

治疗师：是什么让你觉得这么好笑？

咨客：　[笑得喘不过气来]我难以用语言来表达。

治疗师：会发生什么事？她们会冲出房间吗？她们会生气吗？她们会对你进行性侵犯吗？

咨客：　[咧着嘴笑]她们可能会认为我是一个花痴。我只是开开玩笑而已。

治疗师：哦，那又怎样？任何一个阴茎勃起的男人都是花痴吗？

咨客：　[停止发笑，开始若有所思]哦，上帝！刚才我脑子里闪现出一个情景。[长时间停顿]

治疗师：闪现出一个情景？

咨客：　是的，很奇怪我怎么会突然想起这件事。[停顿]

治疗师：能告诉我吗？

咨客： 上帝！这事得回到我十四岁那一年。我的一个朋友住院做阑尾切除术。那时他大概十六岁。嗯，他告诉我护士在手术前为他剃毛的事情，就是剃阴毛。护士握住他的阴茎并在腹股沟处涂剃毛膏的时候，他的阴茎勃起了。护士的手边放着一把橡皮锤，每当他勃起时护士就用橡皮锤敲打他的阴茎，使勃起消失。[他开始笑起来]我不知道他是不是在骗我，在开玩笑，但我记得当时听他那么说的时候，真是觉得是件非常令人难以置信、难堪的事情，甚至现在想起来还心里发毛，不知道那个护士当时在想什么？想起这件事眼前就似乎看到了那把橡皮锤……我不知道。[停顿]

治疗师：如果他的阴茎没有勃起，那又意味着什么呢？你会认为阴茎没有勃起是一件好事吗？

咨客： 嗯，那样的话他就不会让自己出丑了。事实上护士只是在做她应该做的事情，对与男孩发生性关系并不感兴趣，只是他勃起的阴茎干扰了她的工作而必须要把勃起的阴茎放平。但是由于阴茎不断被敲击，他感觉自己像一个坏孩子那样受到惩罚。

治疗师：你的意思是，由于这件事所产生的某些奇怪联想给你留下了难以抹灭的印象，使得你把每个女性都当成护士而你自己成了病人？

咨客： 比你说的还要糟糕。但这是一个好的开始，以前我从来没有把这事与我对性的恐惧联系起来。

治疗师：那么，当你联想到那个护士、阴毛、剃须膏、橡皮锤的画面时[停顿]，会发生什么事？你有什么感觉或者感受，或者看到什么？

咨客： 我需要好好想一想。

评论：对这个个案来说，治疗的目标是获得更好的自我理解而不是特定行为的改变。通过关注咨客脑海中不同的画面,引出"闪回"(即被遗忘了的记忆)。值得注意的是,整个过程只用了 3 分钟的时间。搭桥和追踪技术的运用能节省时间,并且使治疗性谈话始终针对、聚焦、围绕问题进行讨论。这两种技术常常能帮助治疗师发现咨客众多问题中的重要触发事件。治疗师还可以把追踪技术用在家庭作业中,使咨客能发现治疗间歇期相关问题发生的顺序,学会如何进行自我干预,并对他们的自我干预进行评估。

在第六章我们将介绍一些也能达到这些目标的其他评估方法。

第 六 章

多模式评估方法：二级
BASIC I. D. 和结构剖面图

治疗是很容易陷入困境的。有时会因为种种原因使得那些洞察力敏锐、知识渊博的治疗师也可能对咨客理解不足而使治疗没有进展。当这种情况发生时，回过头来再进行 BASIC I. D. 评估往往能打破治疗僵局。

二级 BASIC I. D. 评估

一个三十二岁非常不自信的男士为了能够在别人面前表达自己的想法，以及恰当地与人交往，正在接受社交能力训练。但是一般的角色扮演、训练、激励和示范对他毫无用处。他仍然像过去那样地被动，屈服于妻子，被同胞利用，受老板胁迫。当问这个男士为什么建立自信的行为方式会如此困难，他说："我不知道。我想我是无药可救了。"

我对他进行了二级 BASIC I. D. 评估。这种评估方法是把焦点集中在某个棘手问题上，然后分别从七个维度对它进行评估，此时一些重要信息便常常浮出水面。我让咨客想象有一种灵丹妙药能让他获得自信，然后请他描述服药后获得自信的自己会如何表现。他说他会责备那些对他不公平或者没有顾及到他感受的人。我问他"会有什么*感受*"，他说他主要的情绪是怨恨和愤怒。在*感觉*维度，他体验到"一股强大的能量"传遍全身。在想象维度,他脑海里呈现出许多对他深感懊悔但满怀敬意的亲戚和朋友,在认知维度,他想到"我是强大、安全、充满自信的"等想法。

尽管前五个维度都没有发现重要信息,但在对人际关系维度开始进行检查时,终于发现了至今为止未曾想到、也没有发现的一些信息。就在我们开始进入这个维度时,咨客表示不能、不愿意继续下去了。我对他说:"想象你刚才已经服下了另一粒灵丹妙药,所以现在你别无选择,只能继续自信地面对遇到的每一个人",咨客开始一言不发,陷入沉思。随后他打破了沉默:"没有用的!"他说他只是在参加练习,并没有用心在做,不过在完成了前五个维度的检查以后,身体的不适感却越来越强烈了。从他的话里我们可以得知,自信的表达对他来说会导致两种可怕的后果。首先,自信的表达会逐步上升为攻击性,并且导致对他人产生暴力;其次,自信的行动最终会让他失去生活中那些重要人物对他的友善。他说他的成功与否取决于别人对其随和处事方式的喜爱,在别人眼里他性情温和柔顺(他倾向于对别人的意见表示同意而不是*自信地*表达自己的想法)。

因此,在对他进行常规的自信心训练之前,需要详细阐明自信与攻击性之间的重要差别。二级评估发现对这个咨客来说以下两个因素需要予以更多关注:(1)他的攻击——暴力倾向,以及(2)他必需认识到恰当地表达自信不会破坏别人对他的喜欢、关心和爱。

从这个案例可以看到,这种简短、目标取向、聚焦性治疗过程仅仅花了数分钟时间就使治疗重新步入正轨。

这里举一个运用二级 BASIC I. D. 剖面图的例子。这是一个酒精成瘾的咨客,在他的维度剖面图中有这样一个条目"渴望或渴求饮酒"。当按照 BASIC I. D. 来评估其饮酒欲望或渴求对他的影响时,发现了以下的信息:

[59] 行为: 　　　紧捏着下巴

　　　　　　　开始踱步,双手出汗

情感: 　　　焦虑

愤怒

感觉：　　　肌肉紧张

口干

胃部不适

想象：　　　看见自己喝酒时的模样

闻到酒的香气和美味

陶醉于酒精的画面

认知：　　　关于不公平的想法

坚信对酒精的渴求永远不会减退

可以控制饮酒量的想法

其他对饮酒的各种合理化想法

人际关系：　　社交退缩或粗暴打人

药物/生物学：抽烟或喝咖啡

此时，选择关键问题入手非常重要，会促进治疗发生有意义的进展。从这个剖面图可以发现几个明显的干预切入点。最显而易见的策略包括(1)更加注重深度肌肉放松；(2)成功远离酒精的画面；(3)挑战认知。在面对一个咨客表达对酒精的强烈渴求时，运用非多模式治疗方法的治疗师所提供的经典帮助办法是给予一些解释性的评论，或者提供一些临时性的应对技巧。而运用二级 BASIC I. D. 评估则可以发现一些重要的个体性变量，而且几乎不会有所遗漏。它使得临床干预既精确又简短。

结构剖面图

人们通常对 BASIC I. D. 的不同维度喜好不同。因此，我们可能会说某人是一个"依据想象作出反应的人"、"依据认知作出反应的人"或者"依据感觉作出反应的人"。但这并不意味着这个人总是依据某个维度作出反应或者总是偏好某个维度,只是说他(她)会倾向于强调特定的反应模式。如果某人最重要的代表性反应系统是视觉系统,那么他(她)就倾向于根据头脑中的图像对事件进行组织并作出反应。反之,一个喜欢对事件进行深入分析(认知)的人往往只能形成短暂的视觉图像。治疗师可以据此(1)选择选择恰当的技术,(2)寻找最有可能产生疗效、使得咨客好转的维度。

结构剖面图不同于维度剖面图(已在第三章提及)。维度剖面图是按照 BASIC I. D. 的各个维度把问题一一列出来,而结构剖面图则是可以用简易评分表的方法对问题进行定量评估。

下面是评定指导语:"这里有七个与人们的多种倾向性有关的评定项目。用 0—6 分进行评定(6 分最高,表示这个条目恰如其分地刻画了你的个性,或者你几乎总是如此;0 分表示这个条目完全与你无关,或者你几乎不是这样),请根据你自己在这七个领域中的情况进行评分。"

1. 行为。你是个活跃的人吗? 你在多大程度上是一个实干家? 你喜欢忙碌吗?　　　　　　　　　　　评分:6 5 4 3 2 1 0

2. 情感。你的情绪怎样? 你对事物的感受有多深? 你常常充满热情或感到情绪振奋吗??　　　　　　评分:6 5 4 3 2 1 0

3. 感觉。你专注于你的愉快或痛苦感觉的程度如何? 你对食物、性、音乐、艺术的身体感觉的感受程度如何? 评分:6 5 4 3 2 1 0

4. 想象。你的想象力丰富吗? 你会沉溺于幻想和白日梦之中吗? 你会以图像的形式进行思考吗?　　　　评分:6 5 4 3 2 1 0

5. 认知。你是一个很喜欢思考的人吗? 你喜欢分析事件、制定计划、进行推理吗?　　　　　　　　　评分:6 5 4 3 2 1 0

6. 人际关系。你是一个很会社交的人吗? 别人对你来说非常重要吗? 你会受他人吸引吗? 你希望与别人建立亲密的关系吗?

　　　　　　　　　　　　　　　评分:6 5 4 3 2 1 0

7. 药物/生物学。你身体健康吗? 你有健康意识吗? 你会好好地照顾自己并保持身体健康吗? 你避免暴食、服用不必要的药物和过量饮酒吗？你避免暴露于其他可能有害的物质之中吗？

评分：6 5 4 3 2 1 0

尽管这些评分带有武断和主观性，但往往还是可以提供一些有 61
用的临床信息。当治疗师询问咨客每项评分的意义和程度时，常常
可以让咨客领悟到自己的个人风格、思维方式和情感需要。结构剖
面图的分数也常常为治疗技术的选择提供依据。例如，那些在"想
象"维度评分高而"认知"维度评分低的咨客，他们很可能对视觉化治
疗方法的反应比对常规认知重构的反应要好。不同维度的"点火次
序"（见第四章），常常与他们的结构剖面图评分一致。在进行夫妻治
疗时，让夫妻双方比较各自的评分及预测配偶给自己的打分，常常能
对他们有所启发。所以，这是我们获得理解和促进治疗进程的另一
种快速方法。鲁道夫（1985）清楚地论证了使用结构剖面图可以帮助
治疗师选择在什么情况下以个别治疗、夫妻治疗或家庭治疗为主。
例如，当夫妻双方存在明显的差异时，治疗师通常要求他们一起来参
加访谈，以此认识他们各自评分的含义和适切性。

现在已经发展出包含 35 个条目的《结构剖面图调查表》（SPI，见
附录 2）。根据 SPI 表面效度检测所发现的 BASIC I. D. 主要成分的
问题进一步完善了 SPI。因素分析研究使得 SPI 历经几次不同版本
的修改，最终确定的版本具有良好的因子稳定性。其他研究论证了
SPI 的信度和效度（赫尔曼，1993；兰德斯，1988，1991）。让夫妻双方
都填写 SPI 往往可以节省时间。在分析夫妻双方的评分差异和误会
之处时，常常能促使夫妻产生有意义的讨论，从而促进双方更好地相
互理解。

已经证明，使用 C. N. 拉扎勒斯编制的《扩展结构剖面图》（见附
录 3）非常有用。不愿填写内容详尽的《多模式生活史调查表》（附录
1）的咨客常常愿意填写《扩展结构剖面图》。夫妻双方觉得这个练习
很有启发性，因为借此可以帮助夫妻看到他们的相似性，以及可能导
致冲突的差异性。此外，还可以增进夫妻之间的相互包容性。

　　在治疗中运用本章和第四章介绍的评估、方法和措施,有望使治疗保持一定的目标、涉及相关的内容以及聚焦于重点,从而迅速达到短程、综合、有效心理治疗的目标。

第 七 章

治疗简明有效的一些要素

　　如果要使治疗简洁有效,治疗师就不能任由治疗过长地陷于僵局中。一旦治疗出现兜圈子或脱轨的迹象,治疗师就需要运用一些技术使治疗重回正轨。关于这一点,奥默(1994)提出了很多非常好的策略来打破治疗僵局,帮助咨客。当治疗停滞不前时,治疗师必须懂得如何使治疗重新开始。从很多方面看,第五章和第六章讨论的方法——搭桥、追踪和二级 BASIC I. D. 评估——都属于这个范畴。必要时可以将这些技术联合运用,使治疗始终着重于问题解决上。但最重要的是应该迅速建立明确的治疗目标,然后尽快运用特定的问题解决策略进行治疗。布德曼(1994)建议治疗师在首次访谈时拿出自己最好的招数,因为咨客可能只来这么一次。感兴趣的读者可以参考尼古拉斯·卡明斯的著作,他是卫生保健管理和短程治疗的领军人物(例如:卡明斯,1985,1988,1991;卡明斯和萨亚纳,1995)。

传真、电子邮件、电话和信件

　　我认为,治疗师在访谈间期思考对咨客的治疗可以使治疗简短而有效。治疗师应该回顾治疗"策略",以确定治疗是否取得了进展,是否存在任何疏漏,或者是否需要调整治疗方向。曾经有一次,当一个同事宣称她在一周内给 50 个病人进行了个别治疗,我很不客气地说:"这等于是在告诉我你的咨客被欺骗了。"而我总是把个案数量控制在便于管理的范围内,这样就可以留出时间来反思、自我检查和计划。在我翻阅治疗记录或思考一两天前某次访谈中的一些互动过程时,如果我察觉到需要强调某个要点、发现可能被误解之处、我对布置的家庭作业有了新的想法或想增加另一项家庭作业,或者咨客处于危急状态需要治疗师的关心了解时,我常常会主动与咨客联系。为此,我常常根据实际情况采用电话、传真、信件和电子邮件等方式与咨客取得联系。当然,如果交流的信息承载着情感或有些微妙时,我总是务必确保咨客自己收到我的传真。由于互联网很容易受到侵袭,所以我在采用这种方式发信件时会非常小心。与律师不同的是,我对这些服务不再另外收费,而把它看成是咨客最初缴费应得服务的一部分。治疗时间之外的这部分服务通常会加速治疗的进展,就像是回馈给病人的巨额红利。同时也像是在给病人做示范,在解决问题时应该努力、有信心,并且强调积极行动的理念。

但是这样做也会遇到一些治疗师无法接受的事情。例如少数咨客会贪图便宜或偷懒而试图通过互联网与治疗师进行交流,取代面谈治疗。但这并不是一件困难的事,处理起来很容易。以我的经验看,这些便利措施肯定是利大于弊,它还提供了加快总体治疗进程的标准治疗方案。

不浪费时间

我当学生的时候得到过一些忠告,它们在当时就显得不合理,今天看来就更没什么实际意义了。例如,我们被提醒"治疗前必须先下诊断,不要过早进行干预","运用任何一种治疗技术之前必须收集完整的病史"。然而事实恰恰相反! 这样做只是在浪费时间。例如,在首次访谈的头两分钟之内,我可能会对咨客说:"你似乎很紧张,我说得对吗?"如果咨客同意了我的感觉,我会问:"在我们谈论你的问题

之前,我给你演示一种快速有效的呼吸控制和放松方法好吗?"如果
咨客作出反应并表示对此感兴趣,我就用几分钟的时间向他(她)演 64
示如何进行横膈膜呼吸以及深度肌肉放松。这种做法可以让咨客平
静下来,使其更好地参与接下来的访谈,并通过以下方式为简明治疗
做好铺垫:(1)使咨客学会有用的策略,(2)形成教导性、着重问题解
决的思想意识,以及(3)让咨客知道治疗师已经掌握了一些他们可以
学习的简单易学的特殊方法。

当咨客在首次访谈中宣称"我不知道我是否有幸福的权利",在
寻找产生这个负性评价的原因之前,我直接指出因为他是人,他就有
100%的权利得到幸福。如果我无法使他相信这一点,那么最终的后
果很可能不令人满意。与简明治疗相比,之前的弗洛伊德时代思潮
和好莱坞电影引导咨客期望治疗师从他们过去生活中挖掘出详尽的
心理原因,而他们自己除了自由联想之外几乎什么都不用做。在心
理治疗几乎不受经济约束的年代,我会把那些期望在长程治疗中获
得内省的咨客转介给精神分析治疗师。但在现行的卫生保健管理体
制下,这种治疗变成了一种奢侈。"在真正进入治疗之前我们先花一
两年的时间交谈以相互熟悉"的状况几乎只属于过去那个时代了。
(我们将在第十一章对此进行更详细的讨论。)因此,首要的是训练咨
客从简明治疗中有所收获。引导咨客对治疗有什么样的期望将对疗
效产生明显的影响,这一点再怎么强调都不过分。

教育的作用

读书疗法是一种非常有效的辅助治疗方法。假如一幅画相当于
1000 个字的价值,某些书的价值抵不上 1000 次访谈,不过,它们能
大大加快治疗进程。我会送我和艾伦·费伊 1970 年合著的《如果我
想,我就能做到》一书给咨客,这本书目前仍在发行(拉扎勒斯和费
伊,1992),书中强调:

人类与地球上的其他生物不同,具有独特的作出即刻改变的能力。人既能马上作决定,也能在深思熟虑之后再作决定,这些决定对人的情绪健康有着深远的影响。也可以这样说,即使某人对某个特定情形已经形成多年不正确的或"神经质"的反应,系统地进行矫正练习往往还是能够纠正这种不恰当的反应而解决问题。(第16页)

65　　这本小册子还谈到与改变有关的一些认识上的误区,强调治疗是一种教育,显示人有多少苦恼是自己创造出来的,同时还讨论了为什么很多人不愿意作出改变的原因。(参阅拉扎勒斯、拉扎勒斯和费伊,1993。)

在指导咨客完成家庭作业时,常常需要治疗师事先提供一些信息。下面一些指导语有助于咨客更好地理解治疗的过程:"如果你想身体健康,仅仅阅读有关书籍、谈论和思考这方面的内容是达不到目的的,你还必须做一些事,比如锻炼身体、坚持合理的膳食结构等才行。如果你想学会打字或演奏某种乐器,而仅仅每周上一次课却没有进行积极练习,将会收效甚微。心理治疗也是如此,它实际上是应用心理学的一种形式,如同一种情感肌肉锻炼(emotional muscle-building)形式。访谈间期你所做的事和行动决定了你从治疗中将会有所收获还是没有改变。"

我认为,需要向咨客解释内省的价值被普遍高估了。有效的治疗必须要探究过去并把过去与现在联系起来的观点仍然深深地植根于我们的文化中,这种影响仍然被短程精神分析治疗师保持着。但是临床经验与数据显示,那些主要进行指导、技巧训练和问题解决的治疗方法比谈话治疗更有效(钱布利斯,1995)。

很多治疗师错误地坚持认为在进行有意义与有效的干预之前,他们必须了解咨客的大量信息。他们强烈地否认这一真实有益的事实——治疗师不必知晓关于咨客的每一件事。你会从对一个心理卫生专业人员的治疗受挫经验上认识到这一点。最近我治疗了一位开业的女性心理学家,其健康管理机构允许她可以接受九次访谈治疗。在初次会谈之后,我觉得我们只需要三四次访谈就够了。评估结果强烈提示,她需要掌握一些自信的行为方式来面对丈夫和孩子,因为他们常常利用她。但由于她受过去心理学培训的影响,坚持要告诉我一些有关导致其不自信的原生家庭背景情况的不必要的细节。我用一些技巧试图推进治疗进程,把焦点集中于被她阻碍的此时此地上面。第五次访谈一开始,我就开始了主题鲜明的谈话。首先,我对一个人必须清楚自己行为背后的原因之后才能作出改变的观点进行了挑战。然后,我驳斥了发生改变需要很长一段时间的看法,强烈抨击了认为快速发生的改变是表面的、不持久的荒谬观点。最后,我强调心理和行为的改变需要问题得以解决,并重建对当前情况的新的反应方式,而不是专注于过去。我补充道:"如果你接受这些前提,我们就能继续推进治疗并达到治疗目标。如果你不同意我的观点,那么九次访谈就会根本不够用。"她似有所悟,于是我们把焦点集中于目前她在家庭里的被动局面(在核心家庭之外的情境中,她有足够的自信心)。当她来参加第九次也就是最后一次访谈时,她说:"嘿!我变了!"她告诉我她对自己的变化是多么满意,而且她还告诉我除她自己之外,丈夫和孩子如何从治疗中获得了好处。

只有当治疗采取了某些策略:如设定清晰明确的治疗目标、快速确定关键问题、系统制定有效治疗计划等,治疗才有可能既简明又有效。如果把治疗比作教育,好的治疗计划对诊室或咨询室里的治疗的重要性如同在教学或教育环境中需要好的教材。

很多治疗师认为治疗关系非常关键,所以必须首先建立和谐的治疗关系,然后咨客才能对治疗师产生充分信任,以接受治疗师的观察、独立完成家庭作业。而我的经验是,治疗联盟是可以很快建立起来的。在治疗一开始充分利用光环和安慰剂效应迅速建立和谐关系通常是一件轻松可及的事情。因而当我把某个咨客转介给同事时,我往往会将他(她)大大赞赏一番。当然我不会说谎或歪曲事实,只是强调接诊者最好的方面。如:"弗兰克博士是一位学校心理学家,同时也是一位临床心理学家,所以他能对你儿子多动症问题提出很好的建议。同时,他也是一位优秀的婚姻治疗师,在处理婚姻问题时能够给你很大的帮助。多年以来他看过很多病人,常常能成功地帮助那些在别的医生那里没有什么疗效的病人。""我把你转介给普润斯(Prince)医生,她最近获得了罗格斯大学的博士学位。她是我最得意的门生之一,非常聪明,接受了极好的培训。要知道,我们每年在 400 多名申请者中只招收 8 名学生参加我们的临床培训项目,所以这 8 名经过精挑细选的学生可以称得上是精英。而且在我眼里普润斯博士是这 8 个学生中最好的一个,这就意味着她的确非常出众。"事实上,如果我们用这种方式来介绍被推荐的治疗师,好的治疗关系就不需要再花很长的时间来建立了。

但是,尽管事先有了深刻的印象,推荐者也很有技巧地为治疗师增强了光环效应,并以最大的热情努力建立积极的工作联盟,但如果咨客第一眼见到治疗师时产生了厌恶感,那么上述所有的努力也可能会瞬间毁灭。我曾经把一些咨客转介给我心目中技术一流并且非常信赖的同事,但事后咨客告诉我:"第一眼看到 E 博士时,就意识到我一分钟也不会与他交谈,更别说告诉他我生活中的隐私了。"我敢肯定我们都曾有过这样的经历。过去人们常常认为,这些所谓的"负性移情"值得去处理,并且对每个人都是最重要的。我一直怀疑这个观点,因为有些人只是因为与治疗师在一起相互不协调而不能发展有效联盟,以致不能与治疗师在一起积极工作。赫尔曼(1991,1992)的研究结果有力地肯定了这一点,他发现咨客与治疗师在多模式结构剖面图调查表上的相似性能很好地预测心理治疗的结果。在简明或短程治疗中,如果咨客和治疗师在最初两次访谈中"相互不适合",就强烈提示需要把咨客转介给别的治疗师。

咨客与治疗师相互合得来、建立和谐关系、发展信任、结成紧密的工作联盟,所有这些是获得显著疗效的必要条件,但不是充分条件。在良好医患关系的基础上,通常还需要采取其他治疗措施。我们将在第八章讨论简单有效的模式,它能使人们的生活发生重大改变，又不会浪费时间。被动、内省性的治疗师不适合进行简明有效心理治疗。

一流的解决方案

艾伯特·埃利斯在很多著作中强调，感觉好一些（常常是问题减轻）与变得更好并保持下去之间是不同的。要达到后一种状态至少需要抛弃绝对化的命令——应该、应当和必须，同时还要发展出无条件的自我接纳（Unconditional Self-Acceptance）、改善低水平的挫折承受力（Low Frustration Tolerance）。埃利斯建立的理性情绪行为疗法是其在心理治疗领域近半个世纪研究和实践的巅峰之作，是对心理治疗领域的一个主要贡献。他关于简明治疗的著作（埃利斯，1996）是一本绝无仅有的书，辉煌地展现了他对生活和心理治疗的主要哲学思想。他对我的思考和经历产生了重要的影响。因此，任何一个学习多模式治疗的人都会看到埃利斯的许多观点的影子，尤其是在认知领域进行工作时。

例如，有一次当我的咨客告诉我她非常渴望有一次假期，以及拥有很多衣服，这对她的幸福至关重要，我指出她把需要与期望混淆在一起了。我说：

> 我们来谈谈你的需要。或许每个人最需要的是氧气。如果有人切断了你的空气供给，很快你就会陷入危险之中，如果没有迅速恢复空气供给，你就会死去。这才是人真正的需要！你还需要水或液体。没有它，你也会死去。同样，你还需要食物和养分。但是你不需要孩子们的喜爱和尊重——这是你的希望、渴求与想要，但没有它你仍然能生存。你也不需要丈夫帮你料理家务。你只是宁愿、希望与想要它，而且你也很珍视它。但我再重复一次，这并非是人的基本需要。你也不需要假期，你是非常

渴望有一次假期。一旦你把想要的东西定义为是你需要的,如果你的需要没有得到满足或实现,你就会感到绝望。如果你缺少一次奢侈的假期却把它等同于缺少氧气、食物或水的话,你就会感到沮丧、悲伤、愤怒、焦虑和抑郁。但如果你说:"我不需要它,我既能接受它也能放弃它,有没有它我都能够生存,但是如果可能的话,我还是希望拥有它",你就不会绝望,并且能平静而理智地处理问题,从而最终很可能得到你想要的。(拉扎勒斯,1995a,第 85 页)

上述干预措施使这个咨客的生活发生了重大转折。我发现在很多情况下,这类说教式的指导比埃利斯及其追随者所喜欢的苏格拉底式的辩论更有效。成功的 REBT 和 MMT 治疗案例有许多共同点。但是,我认为接受 MMT 治疗的咨客在处理问题时会有更多的应对选择,因为 MMT 治疗师教会咨客更多的感觉和想象方面的技术,并帮助他们更加关注人际关系中微妙而明显的细微差别。

例如,在感觉维度除了通常的放松训练、生物反馈技术和感觉集中练习之外,MMT 治疗师往往通过布置家庭作业使咨客提高触觉、嗅觉、味觉和视觉刺激产生的愉快感。MMT 的治疗方案具有灵活多变的形式,经验丰富的治疗师会根据咨客当前问题制定治疗计划,选择最适合咨客个体化需要的技术和方式。如果你观察埃利斯及其追随者的心理治疗过程,你会发现在不同的访谈、不同的情境、面对不同的咨客,治疗基本是相似的。而如果观察多模式治疗师的心理治疗过程,你会感受到多种多样、适合不同咨客的特殊需要以及适应特殊临床紧急事件需要的治疗方法。

通向无我的存在状态

在艾伯特·埃利斯思想的启发下,我发展了一套治疗策略,以降低有自我责备和惩罚倾向咨客的自我评价总评分（拉扎勒斯，1977）。很多咨客的问题在于他们把"自我"看成是一成不变的，因而形成过度概括，其后果是导致大量的焦虑、抑郁以及与内疚有关的反应，并为此感到痛苦。对于这些咨客来说，在各种不同的情形中发展出众多"自我"是重要的，而不应该把自己看作是由单一的"自我"构成的全部存在（total being）。例如，说"我没有用！"这样的自我表述意味着自己在生活的各个方面都没有价值，无论这个人是作为同胞、儿子或女儿、配偶、父/母亲、朋友、熟人、同事、电影观众、网球运动员、吃牡蛎的人、电视观众、音乐爱好者，还是构成"自我"的其他众多角色都是没有价值的。

　　有一种简单方法能弥补咨客的这种不恰当地泛化的单一自我倾向。例如，有个咨客对当众发言有强烈的预期性焦虑，就可以运用这种技术来帮助他：

治疗师：当你想说"我正在演讲"时，不要把此时的"我"看作是整个的我，后者是由很多"部分的我"组成的综合体。每个"我"对应你的某个方面。所以不要说"我正在演讲"，要认识到并不是全部的你正在接受审视，而是"部分的我正在演讲"。

咨　客：所以如果讲得不好，不要说"我讲得很糟"，而是说"部分的我讲得很糟"。这不是全部的我，只是我的一小部分。

治疗师：完全正确！但如果你想做得更好，就完全不要考虑什么整个的我和部分的我了。你可以只是这么说："做了一次糟糕的讲演"，或"这次演讲不是太好。"使你的表达针对事件而不是你"自己"。其目的是尽可能多地对"部分的我"进行正性强化。

　　一旦这个咨客认识到他把所有的赌注——他的自我接纳、来自朋友和熟人的尊重、他的工作、他的整个未来——都押在他当众演讲的好坏之上，我们就能把治疗向前推进了。

　　很小的"治疗诀窍"能对加速治疗进程产生很大的帮助。

第 八 章

行动与意外惊喜

本章的主要思想是简明治疗通常要求治疗师采用积极、指导性的治疗立场。充斥于大量心理治疗文献中的一个最荒诞的观点之一就是治疗师不应该对咨客提建议。卡拉索(1992)撰写了一本内容广泛、充满智慧的书,尽管他是从精神动力学的视角来看,但他明显支持这个观点:

> 与内科或外科医生不同,心理治疗师有意不对病人问题的解决进行干涉,甚至也不会建议病人朝某方面努力。治疗师要避免提议病人采取何种行动,无论他(她)多想给病人建议,比如:劝说病人解除问题婚姻,鼓励病人辞职,指导病人变得更加自信或性感。(第211页)

伦敦(1964)的立场与此相反,他是一位真正的幻想家,他指出"行为治疗"常常要求治疗师与咨客进行辩论、给予劝告、提出建议,他们愿意为治疗后果负责。他说:

> 治疗师要么能成功地影响咨客的行为,要么不能,除此之外很难说对治疗他们还能做什么。如果他们想说,出于对人性的最大关怀,在某些方面他们不能或者不可以这样做,因此不会对咨客的行为承担全部责任的话,别人必然会问他们在治疗中做了什么是正确的。(第14—15页)

与很多理论家一样,卡拉索忽略了一个事实,即很多的痛苦不仅 72
仅源于内心冲突,还源于技能不足和信息缺乏(见第一章)。如果是
这些不足或缺乏导致了适应不良的心理模式,再多的内省也无法帮
助咨客解决实际问题,咨客需要的是系统训练,而此时治疗师的角色
就是教练、榜样和老师。

重要的是要判断特定的方法在什么情况下可能对咨客有帮助或
有害,在什么情况下、他与谁在一起时可以建议咨客采取积极、直接
的行动,以及对哪些咨客这样做是不恰当的。卡拉索认为"一旦治
疗师站在积极干预的立场上就会破坏病人冲突的内心平衡",因此
永远不要进行积极的干预(卡拉索,1992,第212页),正是这种论断
使得一些人不愿进入精神分析培训协会,而导致简明精神动力治疗
的出现。正如梅瑟和沃伦(1995)在某相关学术研讨会上所说:

> 大多数简明精神动力学治疗流派都要求治疗师采取比长程
> 精神分析治疗更积极的治疗态度,目的是使治疗着重在动力学
> 范畴内进行,如直接面质病人的防御,这需要大胆地展现治疗师
> 的权威和自信。(第46页)

如果治疗师不是根据咨客情况决定何时采用或不采用某种方法
进行干预,而抱着"总是—从不"的态度进行治疗,我会非常忧虑。我
在《成为可信的变色龙》一文(拉扎勒斯,1993)中简要叙述了我给一
个四十二岁的股票经纪人提供咨询的过程,他因为在选择工作上遇
到困难、与妻子发生冲突、有不安全感而来寻求帮助。我对这个咨客
进行了积极的干预,例如尝试进行认知重构、建议角色扮演、布置家
庭作业等,但是咨客并没有积极响应,而是一脸的迷茫,他甚至对共
情性反映(empathic reflection)也觉得不耐烦。随着治疗的进行,我
逐渐明白此时此刻他需要一个耐心的听众。于是,我开始倾听他的
悲惨遭遇,不时点头,强迫自己克制住不给予任何观察、反馈、建议或
意见。后来他向我强调那一次访谈对他非常有帮助,这激起了我的

兴趣,因为那次访谈实际上我什么也没说。"你真的让我把这些事情好好想了想。我已经决定,以后妻子批评我的时候我最好的反应不是立即予以反驳,而是如果我认为她批评得对,就道歉;如果认为她说得不对,只是请她拿出证据。"同时他还找到了解决其他问题的方法。那是不是我们可以就此得出结论,治疗师应该用这种方式治疗所有咨客,或者任何情况下都应该避免进行积极的干预?绝对不是!虽然我们在心理学所学到的第一件事就是每个人都是独特的个体,但是为什么有些心理治疗师在实践中会幻想我们都是由同一个模具制造出来的呢?

好的治疗师在治疗中会尝试一些预料中的风险。下面列举两个个案。

个案 1:猫 的 好 处

请允许我再次重申,避免提供建议和意见的治疗师可能会错失许多真正对咨客有帮助的良机。有时一些非常简单的解决办法却可能给咨客带来深远的利益。

一个四十九岁的妇女说,最近她和丈夫搬到新泽西州,没有朋友和随之而来的孤独感使她"情绪非常低落"。她每天在一所幼儿园工作 4—5 小时,但丈夫工作非常忙碌,除睡觉以外的大部分时间里,两人无法在一起。她结婚很晚,虽然最近十年接受了很多次医学生育治疗,但仍然没有孩子。"现在我年龄太大了,不想要孩子了,"她说,"我们俩都不想收养孩子。"

我能预料到很多治疗师只会给予共情,此外什么都不会做。在提供良好的倾听技巧之后,治疗师会认为自己已经完成了治疗使命。我采用的是不同的策略。"为什么你不养一个宠物呢?"我问咨客。"我们想过养一条狗,"她答道,"但似乎太麻烦了。坦白地说,我并不喜欢在所有的空闲时间都带着狗走来走去。""那为什么不养一只猫呢?"我问道。

第二天她就去了附近的一家动物收容站。"我一走进那个地方,"她说,"真的,这只虎斑猫就在对我微笑。我知道猫是不笑的,但咪咪肯定和我相互对视。我轻轻地拍拍它,它舔舔我的手并且喵喵地叫。我们之间立即建立了情感。我把它带回家,那天晚上它在床上依偎在我和丈夫之间,如今这已经成为每天晚上的仪式。我丈夫也喜欢上了这个小精灵。我一下班就迫不及待地与它一起玩耍,抱它。咪咪喜欢趴在我的大腿上或依偎在我身边。我做晚饭时,它就陪着我——它喜欢趴在餐桌上,注视着我。"这时我并不去挑战她将[74]猫神化的想法。

有一次她把猫带到兽医那里进行检查时,她的生活在偶然间出现了转机。在兽医诊所里她碰到两个也喜欢猫的妇女。她们开始交谈,我的咨客回忆起我曾经对冒险行为所作的一些评论,于是建议大家以后可以一起去喝咖啡。她记下她们的电话号码,一个月不到就发现两人都成了她的好朋友。而且幸运的是,当她们大胆地邀请丈夫们一起外出吃饭时,每个人都玩得很开心,并且建立了新的友谊。

此时,我们已经进行了三次访谈。"我想我以后不需要再来咨询了,"她说她真的不再孤独和抑郁了。我请她一个月之内与我联系,告诉我她的情况。后来,她打电话给我,透露现在的生活过得生机勃勃,咪咪已经完全成为一个家庭成员并且总是给他们带来快乐。她丈夫给他们介绍了一对他在工作中认识的"令人快乐的夫妻"。"我们现在已经有三对可爱的夫妻朋友了,每到周末总是有人来我家或一起外出。所以现在我们已经感觉到和没搬家之前一样了。"大约一年以后我在一家超市看到她,我们简短地聊了一会儿。"你使我发生了奇迹般的改变。"她最后说道。

这次会面以后,我就一直心存疑虑,如果咪咪死了会发生什么呢? 我们的三次访谈仅仅使她的痛苦减轻,还是学到了有永久价值的东西呢? 我不再多想,打电话问她这个问题。她的一句话点醒了我。"我告诉你吧,"她说,"那就是:无论咪咪是否在世,我都会有动物陪伴,而且我已经学会了成功结交新朋友的方法。"

个案 2:身体特征

    大约在 1970 年,一个二十岁出头的女性来找我咨询,她的情况与上面这个个案完全不同。她已经咨询过几个治疗师,但没有任何效果。她说自己当前的问题是"长期抑郁",上个月起每天服用 150 毫克丙咪嗪,但没有改善。当我问她是否还记得哪个阶段她不感到抑郁,她说只有在四五岁之前是快乐的。她时常感到孤独、没有得到足够的关心照料,有社交恐惧和社会退缩,还谈到被同伴拒绝的经历。我问她:"你有什么爱好吗?"她回答说:"我是一个马拉松长跑者,只有跑步时我才感到平静,我几乎每天都跑步。"她说自己很想试图逃离这个世界、逃离她自己。

    就在我倾听她的悲伤故事时,我吃惊地注意到这个年轻女性牙齿外突、脱色,有巨大的球状鼻,基本上没有下巴或最多有一个后缩的短下巴。我不露痕迹地问她是否被别人取笑过,她说自己一直被别人认为很丑。很多人对自己外表吸引力的程度几乎无能为力(甚至大型的上颌外科重建手术也没有用),但大鼻子、畸形牙、后缩的下巴都是可以得到很好的矫正的。治疗师敢在首次访谈时就讨论这些问题吗?

    我继续了解她的抑郁史、家庭背景、低水平的自我接纳、孤独的生活方式以及她对擅长社交活动的弟弟的情感。我一直担心如果我把注意力放在她的鼻子、牙齿和下巴上,她会有什么感受。我会不会看起来是一个肤浅、大男子主义或无礼的人?(顺便提一下,我的做法并不针对女性,因为我也曾经让很多男性咨客去关注改善穿着打扮或外貌缺陷。)

    我问她有关以前的治疗师的治疗情况,他们把焦点集中在哪些方面?以往的治疗师关注的是同胞竞争,有点自恋的母亲,一直不在她身边的父亲,她的梦想和幻想。却没有一个治疗师提及她的外貌。我决定冒险尝试。为了做到这一点,我稍微谈起社会的不公正,指出这个社会过分强调美貌和漂亮的外表,在这方面,女性受害者比男性多得多。我说:"我们都知道美貌是表面的,但是,漂亮的女性在生活中有肯定的优势。"如果她对这个无知而肤浅的观点进行谩骂,或者用"情人眼里出西施"的观点来回应,我会提出异议。当她带着些沉思的表情说道"是的,我同意你的看法,漂亮女孩即使头脑里只有一堆豆腐渣也能得到所有的珍视"时,我决定冒险一试。

"请允许我冒昧地说一句,如果你对你脸上的三个特征进行矫正的话,你的生活可能会有翻天覆地的变化。比如对鼻子、下巴进行整形手术,加上一些牙科正畸术,你的生活可能会完全不同。"我说这些话时非常紧张,但她马上问我:"谁可以为我付费呢?"顿时我长舒一口气,感受到了鼓励。随后我建议,也许我和一个精神科医生可以给她的保险公司写一封信,说明这不是由于空虚而去做的整容手术,而是出于心理健康的需要,这样可能会促使保险公司负担这笔费用。

好运再一次眷顾了我。有一次当我在课堂教学中讨论这个个案时,一个学生说她的叔叔是这个地区的一位很有才华的整形外科医生,他愿意只收取低廉的费用来为这名咨客做手术。几周之后他告诉我所有事情已经安排妥当。而后我出国了一个月。回来之后我就立即给那个咨客打电话,她说她已经做了整形手术,现在正在承受牙齿矫形的痛苦。"我会与你联系的。"她说。

大约一个月以后,一个年轻女性在候诊室等我,只想占用我一点时间和我说两句话。我一走进候诊区,就看见一个衣着优雅、很有魅力的年轻女性正对我微笑。在自我介绍后我说:"你想见我吗?"她似乎被逗乐了,问我是不是不记得她了。我问:"我们以前见过吗",而后突然意识到她是谁了。我不得不发出感叹!这太令人惊讶了,人的面部改变数厘米就能产生如此显著的变化!我表达了我的惊讶,谈了一会儿。"我可能在近期需要作一些心理治疗,学习如何约会,"她说,"这对我来说很陌生。"

我又一次冒险问她,现在除了有一张漂亮的脸之外,她这个人还是与过去一样,对此有何感受。我清楚地记得她说的每一个字:"这样说吧,我不再感到抑郁和孤独,一个人必须直面生活本身。"在我看来,这句话引用了塔尔蒙（1993）的书名,对这名咨客我只用了一次访谈就解决了问题。

通过上述个案我想强调,由于治疗师出于礼貌而不愿意向病人提及实际上他们已经接受的事实,会增加治疗困难。因此,如果治疗师认为尖锐、直接的揭示会进一步伤害本已脆弱的咨客,治疗进展就会变得迟滞。我认为顽固的回避模式、自我意识、不信任他人和低水平的自我接纳,常常根植于不诚实和肤浅的人际模式,因而妨碍了自我接纳。要打破这些模式,治疗师需要与咨客在这些问题呈现出来时一起合作。

本章旨在强调,存在主义的偏移、罗杰斯学说的反省、弗洛伊德学说的解释,以及其他此类学说几乎不能促进病人的快速改变。

77　　多年以前,卡尔·门宁格（1958）在《精神分析技术的理论》一书前言中写到:"学科的持续发展肯定会帮助我们找到更快捷、更经济的方法,以减轻症状、正确引导被误导的旅行者。"(第 xi 页)可以说,如果没有对反驳的恐惧,我们早已达到这个目标了。

第九章

两种特殊运用：性欲障碍
和心境恶劣

举例说明能更好地帮助读者了解简明多模式治疗如何应用于治疗特殊心理障碍。这个章节中我选择了很多治疗师都会碰到的两种问题——性欲障碍和心境恶劣来说明简明多模式治疗是如何适合并运用于特殊疾病的。

正如罗森和莱布罗（1995）所指出的那样，自从马斯特斯和约翰逊（1970）《人类性无能》一书出版以来，性治疗师提出的问题类型已经发生了相当大的变化，女性性快感缺乏和男性早泄是国内外最常见最普遍的性功能障碍。也许因为有了丰富的性治疗手册和便于获得的公共信息，今天我们看到的性无知或没有性经验的咨客少了许多，但是近年来性欲障碍的发生率却在增加，其重要性也提高了。实际上，罗森和莱布罗（1995）提到"长期性欲缺乏（hypoactive sexual desire, HSD）是一般的性治疗领域的一个主要焦点问题"（第4页）。这一点在我的临床实践中也有所反映，因此我选择讨论利夫（1977）所谓"受抑制的性欲"来阐明我的简明综合治疗方法。

与此类似，曾经被称作"神经症性抑郁"、现在属于 DSM-IV 类的心境恶劣障碍也是所有治疗师经常遇到的，我将说明如何简明而彻底地处理这个问题。

受抑制的性欲

治疗师经常碰到咨客说,在持续一段时间的中等至相当强的性欲和性活动之后丧失了性欲。所谓"受抑制的性欲"可能是多种原因的结果。例如身体疾病尤其是泌尿科或妇产科疾病会导致性欲下降,其他原因还有激素缺乏、药物(如某些抗高血压药物)、过量饮酒、过度使用镇静药或麻醉药以及某些精神药物的副作用等等。抑郁往往也会降低性欲。影响性欲的心理因素还有很多,最常见的是愤怒和敌意、内疚、冲突、宗教禁忌、害怕亲密,以及与责任、拒绝、愉悦和义务有关的问题。此外,巨大的压力和情境性焦虑也与性欲下降有关。

性欲障碍的要点

与大多数其他理论取向收集资料的全面性和诊断检查的详细程度相比,能针对任何问题的多模式评估方法通常能更快地收集到丰富的临床资料。当用 BASIC I. D. 评估性欲障碍时,需要了解以下信息:

● 行为。能否确定特殊反应不足或过强?存在与性技巧和性操作(例如接吻、爱抚、按摩或其他形式的刺激)有关的问题吗?手淫、口交以及受情境因素影响的具体情况是什么?

● 情感。有证据表明存在焦虑、内疚、抑郁、愤怒情绪吗?对全身各部位或对身体的功能感到厌恶吗?有爱情、温情友爱或关怀吗?有把对父母一方的情感转移到伴侣或配偶身上的偏离征象吗?对亲密感到特别的恐惧吗?

● 感觉。感到疼痛(例如性交困难、性交后不适)或缺乏性快感(例如性快感缺乏、射精时没有感觉吗)?进行自我性刺激时感到不愉快、中性、愉快,还是没有感觉? 有性唤起但性快感不足或没有性快感吗?

● *想象*。回忆性经历时脑海中是否会浮现出积极、消极或者烦人 [80] 的画面? 会自发产生诱惑性或性爱想象吗? 特定的一些幻想是否能增强或降低性欲? 如果做春梦,发生次数以及内容是什么? 书籍、图片或性爱电影是否会激发性唤起或性欲?

● *认知*。咨客的伦理、道德、宗教信念与其性行为之间有什么联系? 咨客的基本性观念是什么? 有无鲜明的对性的态度和对性角色的期待? 把哪些"应该"、"应当"和"必须"强加于自我,哪些强加于伴侣? 是否有错误的性知识或缺乏性知识?

● *人际关系*。咨客的自信程度以及与人沟通的能力有多强? 有无特定的人际关系问题(例如缺乏对伴侣的吸引力)以及/或者广泛的人际交往困难? 能力如何? 谁是性角色榜样? 主动发起和拒绝性行为的具体情况如何? 有无性创伤史(被强奸、强迫乱伦、父母责难)?

● *药物(生物学因素)*。咨客服用处方药物吗? 吸毒或饮酒吗? 有泌尿科或妇产科功能紊乱吗? 需要进行内分泌检查吗? 有无其他器质性因素需要排除?

上述问题有助于详细了解一些特殊方面的问题。

在临床上进行性行为检查时,按照性欲、性唤起、性刺激、性高潮、性消退和性满足这几个阶段逐一进行有利于发现问题,因为每个阶段可能会出现不同的问题:

1. *性欲*。在这个阶段,最常见的问题是"受抑制的性欲",其特征是对任何形式的性活动兴趣低或没兴趣。

2. *性唤起*。唤起不足指绝对或相对缺乏完成性交所必需的阴茎膨胀(勃起)或者阴道润滑和延伸。

3. *性刺激*。在刺激阶段可能出现的典型问题包括没有勃起、勃起失败、快速射精、阴道润滑不充分以及在性高潮之前没有兴趣或欲望。

4. *性高潮*。性高潮困难包括性快感缺乏、疼痛、感觉下降和射精时没有感觉。

81 5. *性消退*。性消退困难包括高潮后极度疲乏或疲劳、抑郁、头痛以及生殖器疼痛或不适等。

6. *性满足*。性满足困难是指对性体验有负性评价，或性体验之后缺乏总体满意或满足感。

个案介绍:受抑制的性欲

下面介绍的个案将展示并阐明用简明综合治疗评估和治疗性欲低下的过程和方法。

利萨和阿尔。利萨三十五岁，阿尔三十七岁，来咨询时已经结婚八年。利萨说（阿尔也表示同意）在结婚之前的一段时间里（大约有八个月），他们的性生活较频繁，充满激情。但是结婚不久，利萨就注意到阿尔性兴趣下降，但婚后的最初两年里，他们对性交的频率和质量还算满意。结婚两年后，阿尔在过性生活时出现勃起困难，他向精神科医生咨询，医生认为可能与他工作压力太大有关（阿尔的工作强度很大，经常感到疲倦）。此后不久他换了一个新职位，工作要求比过去少了很多，他的勃起问题得到改善，但还是没有恢复到原来的水平。此后的四年里，间断出现的问题（勃起困难、早泄、非特异性前列腺炎）对阿尔的性兴趣和性欲的影响越来越大。他称过去一年中没有自发的性欲，利萨说这段时间他们的性生活"总共不超过三四次"。

阿尔获得了电机工程硕士学位，在一家大公司担任技术管理工作。利萨获得了图书馆管理学硕士学位，目前是一个广告代理人和自由广告编写人。他们还没有孩子，虽然在过去的两年间利萨觉得必须要对此做出最后决定，因为她的"生育能力"正在一分一秒地流逝，但是阿尔在这个问题上似乎非常矛盾。

阿尔的背景。阿尔有三个妹妹，他与她们的关系就像"猫与狗"

的关系一样，与她们"有隔阂"。他描述父亲是一个"被动"的男人，母亲是一个"悍妇"。他说："她经常处于临战状态，小时候我就学会了如何躲开她。"当问他小时候是否感觉到被当作孩子那样疼爱，是否体会到温情和温暖时，他说虽然父亲被动、母亲具有攻击性，但他还是得到了父母足够的爱和关注。82

他认为父母有性压抑，因为在家庭中从未听他们讨论过性的话题。他十一岁时从同伴那里了解到性知识，从那时起开始手淫，十六岁时开始约会，虽然约会时有笨拙的性爱抚，但他的第一次性交是二十岁时与一个妓女发生的。此后的八年中他有过几次"认真的恋爱关系"，但直到遇到利萨，接近二十九岁时，才第一次想到结婚。"我从未与别人如此近地四目相对……我们因同一些事情放声大笑，我们对所有的事情，从哲学不可知论到艺术品味都有共同的看法。"

*利萨的背景。*利萨有一个比她大九岁的姐姐，她一直觉得与姐姐很亲近。利萨在学业上很出色，父亲很喜欢她。父母间彼此容忍，家庭氛围"平静但没有真正的快乐"。她母亲经常表露的观点是妻子必须"劝告"丈夫，她在家里掌握着控制权。利萨大约十四岁时，母亲得到了一份数额不大的遗产，"凭借一些窍门与运气，她成功地把它变成一大笔钱"。她母亲的经济独立似乎破坏了夫妻关系。利萨十九岁时母亲告诉她，父亲背着母亲有了外遇，但她母亲看上去似乎觉得这很有趣，而不是觉得受到了威胁或感到烦恼。"在我大学三年级时父母离婚了，四年级时他们又各自结婚了。"

利萨在大学里很受欢迎，经常约会，"但我直到大学四年结束时才有了第一次的性生活。"她二十一岁大学毕业，很快与一个比她大十岁的男人结婚了。"他非常优秀，我被他的学识所吸引。"但是，他们几乎没有共同爱好。利萨从未发觉被他的身体所吸引；婚后两年内他们变得很疏远，"很自然地离婚了"。此后，她曾与几个男人约会，直到最后遇到阿尔并"坠入爱河"。她说阿尔"像我第一任丈夫那样有才华，但远比他有魅力和性感"。

*多模式评估。*上述资料总结了与夫妻的*两次*摄入性访谈的要

点。首次访谈结束时，我要求利萨和阿尔填写《多模式生活史调查表》（拉扎勒斯和拉扎勒斯，1991），让他们在第二次访谈时交给我。

83   （一些人不愿意详细地填写问卷，因为他们觉得这可能泄露了一些不好的隐私。因此我们告诉很多咨客不要填写姓名、住址以及其他可辨认的个人信息。）

阿尔的背景资料显示他似乎对女性的攻击（真实或想象出来的）特别敏感。在阿尔眼里，利萨是一个"自信"、非常有"控制欲和攻击性"的妻子。在多模式生活调查表中阿尔描述利萨时写道："她把我当作一个笨蛋，好像我没有书写商业信函的能力，或只会记得日常生活中的简单事情。"反过来，利萨写道："阿尔有时太敏感了，他把任何亲密的推搡都会看作是带有不好意图的攻击。"在第四次夫妻访谈时，利萨说："喂，听我说，你们两位，我想要答案，我现在就要答案。我想我已经等了太长时间了！"我问利萨这算不算她所说的"亲密的推搡"的一个例子。我还问她这是否代表了她遇到挫折时通常的行为方式。访谈结束时，我们达成一致意见：（1）总的来说，利萨倾向于"成为强势"；（2）阿尔倾向于过度注重多数人是否看低自己（真实的或想象出来的），对女性尤其如此，主要是针对利萨；（3）当感到被攻击时，阿尔不是给予自我鼓励，而几乎总是退缩（坚持采用当他还是一个小孩子时的有效策略，从来没把自己当作一个成年人来看待）。

阿尔声称利萨曾经公开嘲笑自己，并对其性功能障碍吹毛求疵。"你应该听听六年前我第一次出现阳痿时，她对我说的那些话。"利萨反驳道："那是六年之前的事了！从那之后我还说过你什么吗？"阿尔回答道："你当然不必说了。你的行动比言语更能证明你的态度。"利萨转身朝向我说道："这是他的主要问题；他总是这么消极地谴责我。对我说的或做的每一件事，阿尔看到的永远只有诽谤和轻视。"阿尔回应道："利萨，我可能是太敏感了，但绝不是只有我一个人认为你非常强硬和控制欲太强。你姐姐就说甚至当你还是一个小孩子的时候，你就喜欢控制、指挥、发号施令。休、菲利斯和你们网球队的全体成员不是叫你'伟大的独裁者'吗？有多少次戈登[她的老板]都差点因为你的倔强而要解雇你？并不只是我才这样认为。当然,我可能是太敏感了,但你的确是一块难啃的小甜饼。"我插话道:"就像你妈妈吗?"阿尔回答道:"是的,但至少我能远离她。"我说:"阿尔,我想你和我应该单独见几次面,就像两个男人之间的交谈,那样我们能更详细地了解你的退缩倾向,你想要远离困难情境而不是面对和战胜它。利萨,我想与你单独谈一会儿,看看你是否能从不同的人际交往模式中受益。阿尔,利萨,这个一对一见面的建议怎么样?"他们都说"这样很好"。

　　在开始与夫妻单独访谈之前,我要求他们每周进行两次性感集中训练。我强调他们的方式应该是轻松、亲密、从容不迫的,性按摩的范围不包括乳房和生殖器,显然也不包括性交或性高潮。我了解到利萨特别喜欢足部按摩,而阿尔喜欢背部按摩,他们向我做出肯定的保证,将每周两次以这种方式相互愉悦。与阿尔和利萨的单独访谈安排在下一周。

　　与阿尔的单独访谈。 在与阿尔单独访谈之前,我草拟了下面的维度剖面图。

- 行为:退缩倾向
- 情感:(对勃起感到)焦虑
  　　　愤怒(大部分没有表达出来)
- 感觉:紧张(主要在下巴、肩膀和颈部)
- 想象:负性性经历的画面(生动的记忆)
- 认知:完美主义倾向
  　　　"我受不得批评"
  　　　对性行为的关注和期待
  　　　对成为父亲有内心冲突
- 人际关系:沟通功能不良(没有明确地表达性偏好)
  　　　　　不自信(尤其在表达愤怒上)
  　　　　　对攻击,尤其是来自女性的攻击反应过度
- *药物/生物学:* 反复出现非特异性前列腺炎

　　阿尔将剖面图从头到尾细细看了一遍,同意上面所指出的他的主要困难。在对合理的切入点进行讨论之后,我们达成下述一致意见:(1)阿尔将仔细阅读西尔贝格德写的《男性性特征》(1978)的第一章,它涉及关于性问题的重要的荒谬观念,帮助男性修正不现实的期待。(我是在西尔贝格德的《新男性性特征》[1992]出版之前对利萨和阿尔进行治疗的。)(2)我们将处理他的退缩倾向和自信心的基本缺乏。(3)将教他特殊的放松技术,给他磁带用于家庭练习。

　　自信心训练从通常的行为演练和角色扮演开始,但很快揭示出许多阿尔想象中的危险,这代表了阿尔对生活中采取自信姿态的看法。对于阿尔的思维方式而言,当被批评或当处于任何危及自身的情境时,采取退缩、保持沉默、(如果必要的话)采用被动攻击的方式进行报复是安全的。这种方式似乎源于他与攻击性母亲斗争的结果,同时是对被动父亲的认同。

　　因此,我采用了下述时光流逝想象技术:让阿尔躺在一张舒适的椅子上,给予标准的放松指导,然后让他闭上眼睛想象一个情景:成年的他进入到一个"时光穿梭机"中,回到过去与母亲有重要冲突的那一刻。我们进行了以下对话(摘自略加剪辑的访谈记录):

治疗师:你可以停下时光穿梭机,进入到过去任何时候的生活中。你能清楚地想象吗?

咨客:　是的。[停顿]我记得有一次,嗯,那时我大约五六岁,我激怒了母亲。我不记得当时做了什么事,但我记得当时正在小房间里玩玩具,她走进来,把玩具踢得满屋都是,还朝我大声喊叫。

治疗师:好,现在你进入到你三十七岁时的画面。你走出时光穿梭机,走进那个小房间,看见并听到你母亲在大声喊叫。[停顿]看着五六岁的阿尔。[停顿]会发生什么事情?

咨客:　我母亲和小阿尔似乎没有看到我;他们没有注意到我。

治疗师:嗯,你能让他们感觉到你的存在吗?你想怎样引起他们的注意?

咨客：　我死死掐住我母亲的脖子![吃吃地笑起来]

治疗师:你能描述一下你自己自信地面对这个情境的情形吗?你现在三十七岁,小阿尔五六岁。你母亲多少岁?

咨客：　她大约二十八或二十九岁。

治疗师:好。现在没必要告诉她你是谁,不必告诉她三十七岁的阿尔从未来的生活中回到过去。而只是告诉她她正在虐待五岁的阿尔,怎么样?

咨客：　[停顿30—40秒]好的,我可以让她不做越轨的事。

治疗师:很好。过一会儿,我们来讨论发生了什么。在你离开那个情境之前,你能对小阿尔说些什么吗?

咨客：　[停顿]我真不知道该对他说些什么。

治疗师:为什么不让他放下心来? 告诉他他是个好孩子,向他解释他妈妈的情绪有些不稳定,但不应把她发火的事记在心上。

咨客：　[停顿]好吧。回想起来,我可以告诉小阿尔:"悍妇并不意味着伤害。"

治疗师:太好了。现在你准备好走进时光穿梭机并回到这里了吗?

　　(本章的最后列举了其他例子和对"时光流逝"技术的运用。)然后我们讨论了上述想象之旅,要求阿尔每天在闲暇时间进行数次类似的情景练习,在想象中成年的他及时回去安慰年少的自己,批评他母亲(自信地,而非攻击性的)。在接下来的几次访谈中,采用时光流逝技术鼓励他的(被动的)父亲勇敢地抵抗他母亲。但咨客宁愿不去设法改变父亲的行为,而是告诉父亲从现在开始他(阿尔)将重新做人(变得更加自信)。(似乎他正在求得允许停止对父亲的认同,并成为他自己。)在我的经验中,如果咨客认认真真地进行了这些想象练习,通常会得到有益的效果。阿尔就是这些人中的一员,他们发觉这些想象练习是"自我和谐的",治疗成效取决于他们对技术的运用。除了运用想象练习来处理上述问题,我们还对阿尔维度剖面图的每一项都进行了处理。因此,对这对夫妻的治疗包括强调了性交前交流技巧;鼓励面对而不是回避;恰当发泄愤怒,而不是压抑;提供放松技术减轻紧张;练习用积极的性爱想象和性幻想代替消极的想象;提倡坚定的反完美主义生活哲学观;采用角色扮演促进沟通(例如,明确表达性偏好);运用行为演练来应对批评和攻击。

上述治疗内容需要每周一次,共治疗八次,治疗结束时二人发生了明显的变化(到第五次访谈时,阿尔谈到上一周的性感集中训练作业有两次演变成"充满激情的性交"。性感集中技术因而成为他们的"新的性交前的爱抚",此后他们每周过两到三次性生活)。由于阿尔仍然赞同某些与性和婚姻有关的荒谬说法,所以我鼓励他重读西尔贝格德写的书(1978),并对书中描述的荒谬说法予以特别关注;我还给他一本我写的《婚姻的神话》(拉扎勒斯,1985)一书,建议我们在下次访谈时来讨论他的读后感。他对父母亲的矛盾心情还没有在治疗中进行特别处理,我建议我们在以后的夫妻访谈中集中讨论这个话题。

与利萨的单独访谈。多模式方法的一个重要特征是它的灵活性。利萨不愿意进行系统 BASIC I. D. 评估,而更愿意谈论自责和低自尊的话题。利萨自暴自弃的强烈倾向似乎激发了过度的防御和补偿(攻击性的、吹毛求疵的)反应。其自责的原因仍然是个谜(当个体有这种心理特征时通常会发现他们的父母爱指责、过度批评,但利萨的父母并不是这样)。我试图通过想象技术来确定是否有更细微的线索可以解释她对不成功的承受力如此脆弱的原因。但与阿尔不同,利萨对想象中的精神之旅没有什么反应。因此,主要的治疗方法集中在"认知重构",以努力修正其功能不良的信念。

我在九周内与利萨进行了六次访谈。除了认知治疗之外,她的人际交往风格也是每次访谈的一个主要讨论焦点。阿尔总是对现实或隐含的批评保持高度敏感,倾向于把批评视为攻击,这一点让利萨印象很深。我对她说:"我正在努力减轻这种敏感,但我知道没有办法消除它。"我采用角色扮演的方法教给利萨一种基本的支持、非侮辱性、非批评性的沟通方式,用于交谈、表达不同意见、争论、提问和提出要求。我强调了积极强化的优点;当她感到疑惑时,我建议她退回到正性含蓄原则(如寻找别人行为背后潜在的人道、无私和亲社会性的动机)。"如果你真的想要破坏你的婚姻,就继续猛烈地批评阿尔,让他觉得自己不配当一个男人,贬低其性能力。"

性问题本身几乎不需要关注。利萨说她很容易达到性高潮,她把自己描述成"有性欲的、非压抑的",称"在这方面没有障碍"。我再次提醒她要小心"成为强势"、进行批评和提出要求,但要善于表达自己的喜好。我问道:"这对你是不是不公平?有没有要求你做或不做那些最终不可能做到的事?"她回答说:"如果我想使我的婚姻幸福的话,这样做没有什么不公平。"

夫妻访谈:与夫妻的另外三次访谈巩固了他们的改善,也提出他们是否应该考虑生一个孩子的问题。阿尔把他们的意见总结如下: "对这个问题我还没有拿定主意,我想这是因为我想得到保证。但我愿意在接下来的几个月里停止使用避孕用品,看看会发生什么。"

随访:十一个月之后,随访问卷显示阿尔和利萨的疗效继续保持,利萨已经怀孕,没有几周就要分娩。两年后我收到一张附有全家照的圣诞卡,照片上阿尔、利萨和他们的女儿面带微笑,还有一张表达感谢的字条,上面写着他们已经搬到中西部居住,并且说"我们现在过得很好"。

评论:虽然对阿尔和利萨的治疗没有运用冒险的、创新的或特别迷人的策略,但它很好地阐明了多模式方法的相对简明而内容全面的性质,涉及许多领域。治疗过程包括两次夫妻摄入性访谈、与阿尔的八次个别访谈、与利萨的六次个别访谈,以及最后的三次夫妻访谈,一共有十九次访谈。治疗过程从始至终都在强调清晰的积极教育理念(第十章将对此进行详细阐述)。治疗中所成功运用的技术显然是与咨客的偏好相匹配的。阿尔对想象技术反应很好,结果时光流逝技术对他非常有用;而利萨的"左脑"功能更占优势,所以运用想象技术失败了。一个关键的动力学关系似乎是利萨易引起矛盾的人际交往风格加重了阿尔对真实或想象批评的过度敏感。为了解决这个重要的冲突,我们的十九次访谈涉及很多领域,这显示了治疗的简明与治疗的全面性并不矛盾。

上述对受抑制的性欲和利萨与阿尔个案的评价摘自我在莱布罗和罗森(1988)编著的《性欲障碍》书中所写的"性欲问题"这一章。

心境恶劣的多模式治疗

心境恶劣障碍

按照 DSM-IV 的诊断标准,心境恶劣障碍患者在一天的大部分时间内存在抑郁心境,有抑郁心境的天数比没有的天数多,抑郁心境可以是主观体验也可以是被他人观察到,持续至少两年。没有抑郁症状的时间一次不超过两个月。诊断标准还要求除了抑郁还同时存在两项(或更多)下述症状:

1. 食欲差或吃得过多;
2. 失眠或睡得过多;
3. 精力不足或疲乏;
4. 自我评价过低;
5. 注意力难以集中或犹豫不决;
6. 绝望感。

心境恶劣障碍患者在临床上明显体验到忧伤,或者其社交、职业或其他重要功能受损。DSM-IV 强调症状不是物质(例如处方药物、成瘾药物)直接的生理反应,也不是由躯体疾病(例如甲状腺功能低下)所引起。

治疗心境恶劣障碍患者的典型切入点是他或她的情感维度(如悲伤和忧愁的抱怨),以及认知问题(如悲观主义、负性自我陈述、内疚以及诉说对以前认为有意义并喜欢的活动缺乏兴趣)。当然,没有一成不变的顺序，对于某些病人来说，感觉维度才是切入点（如他们主诉的躯体苦恼——疼痛、痛苦和不适）。另一些患者可能只提到性欲丧失、失眠、食欲下降或活动减少。不管怎样，多模式治疗师在建立和谐治疗关系之后，按照 BASIC I. D. 努力收集足够信息来罗列明显的问题。下面这个例子摘自一个三十六岁男性的治疗笔记：

- 行为：工作业绩下降、活动减少、述说自我贬低的内容；
- 情感：悲伤，"心情沉重"，间断性焦虑；
- 感觉：从食物和性活动中获得的乐趣更少；容易疲劳；
- 想象：孤独和失败的景象，自己被生活中重要人物拒绝的画面；
- 认知：负性的自我评价，内疚；夸大真实或想象中的缺点；
- 人际：社会参与性下降；
- 药物/生物学：间断性失眠。

　　很多原因可以导致这种状态。常见的原因包括丧失金钱、健康、地位、友谊和所爱的人。不太常见的因素包括失去青春、机会、新奇事物或奋斗等。重要的是要确定所缺乏的特定强化物。

治疗

　　成功治疗过程的本质是使人们能够识别并自由地使用多种积极强化物。依据假设，如果多模式取向治疗仅仅治疗一两个主要困难或问题，那么很可能会出现病情复发。因此，如果仅仅教一个抑郁或心境恶劣障碍的患者去挑战不合理的观念、识别负性自动化想法的改变，而不教他识别并治疗行为缺陷、感觉超负荷或负性想象，他（她）将来仍然易于罹患抑郁发作。另一方面，一旦排除了这些问题，需要关注的仅仅就是认知功能不良，本章后面的内容将对此进行讨论。在人际关系维度，缺乏社交技能和存在"家庭破坏者"的情况常常在治疗中要求得到直接的关注。在这一点上，需要提到一个有趣的现象，即近年来"认知治疗"已经逐步得到了愈加广泛和折中的应用（贝克，1991）。

　　C. N. 拉扎勒斯(1991)对精神疾病诊断标准(如《精神障碍的诊断与统计手册》)与多模式评估和问题识别(如 BASIC I. D. 公式)加以比较。他谈到了抑郁症状的异质范围,并指出一些症状表现存在两极分化现象(例如失眠与睡眠过多;精神运动性迟滞与精神运动性激越;体重增加与体重减轻)。他描述了两个病人,虽然他们都完全符合 DSM 的抑郁症诊断标准,但表现出明显不同的症状群。显然,从临床角度出发,两个抑郁症患者需要很不相同的治疗方案,简单的 DSM 标签几乎对临床治疗没有多大用处。但是多模式评估却能清楚地区分这两个病人的不同问题模式,提出合理的治疗建议以及根据临床情况而确定恰当的策略。

　　治疗心境恶劣和其他抑郁障碍时,建议使用下述七类方法:

　　1. *行为*。很多人观察发现,高水平的活动与抑郁情绪的减轻之间存在一定联系。当然这并非绝对,因为如果人们用无意义的苦差事使自己忙碌起来,即使活动量增加了,也会变得更加抑郁。因此增加的应该是一些有益的活动。让咨客寻找过去曾经对他(她)有益的活动,并借助于标准"愉快事件安排表"列出活动清单,其目的是建立起多种能让咨客获益的行为、感觉、想象、想法、人和地点。最好是先确定至少二十个条目,然后开始这方面的治疗。实行起来非常简单,可以寻找一些日常生活中的乐趣(例如打网球、买衣服、阅读内容滑稽的书、打牌、看影碟、讲笑话、洗温水澡、过性生活、重新体验愉快的情景、听音乐、按摩、在一个好的餐馆吃饭、打电话聊天、散步、讨论宗教信仰、拜访朋友、在争论中获胜、参加拍卖、与宠物玩耍等),建立活动清单,这样治疗师就能根据这份活动清单来建议咨客进行一些可能会使他(她)获益的活动。咨客前来寻求帮助往往是因为其自身状况出现了不好的趋势,但对于那些对许多强化物不容易作出反应的咨客,应该先给予足够的关注以及治疗性的关心和关怀,再让他们参与那些能逆转其不好趋势的活动。每天都参与令人愉快的活动并养成习惯也是预防复发的一个重要方法。我会向咨客推荐每天至少进行两个简单的"愉快"活动。

2. *情感*。抑郁患者除了有不同程度的痛苦和忧伤之外,还常常备受焦虑和愤怒的煎熬。尽管某些动力学家认为抑郁是"朝向个体内部的愤怒"的表达,但仔细检查抑郁患者各种不同的愤怒反应却提示这种指向自身的愤怒常常是继发于抑郁的。抑郁患者与那些对他们很重要的人相处时似乎会将对方置于一个双重束缚的困境中。治疗师表现温暖或同情以及任何让他们高兴起来的努力,都可能仅仅是在加重其抑郁反应。而且对有益活动的消极反应(退缩或无强化)还可能会加重病人总体的低自我价值感,并导致(通常没有表达出来)愤怒和随之而来的内疚。治疗师对咨客表现出不带评判性的接纳往往能够避免上述情况的发生,并能促进运用减轻焦虑的标准方法(例如放松、冥想、安抚性自我陈述等),与自信心训练结合起来(这往往使焦虑和愤怒得以表达)来治疗咨客,使得咨客自信,反应不受压制,这种治疗方法既有抗抑郁的作用又有助于减少复发的可能性。

3. *感觉*。在感觉维度,可以把一系列令人愉快的视觉、听觉、触觉、嗅觉和味觉刺激加入到上述"愉快事件安排表"中。此外,促进肌肉松弛的练习也可以纳入到治疗方案中。但是要让咨客依从或坚持这样的治疗却不是这么容易的一件事,需要治疗师能与咨客建立相当好的治疗关系以及拥有精湛的临床治疗艺术。当病人一旦开始对令人愉快事件的"感觉焦点(sensate focus)"持开放态度,治疗进程往往能够加速。

4. *想象*。声称具有想象生动画面能力的病人(例如,那些在结构剖面图调查表中想象力得高分的人)拥有许多潜在、强有力、可随心所欲加以应用的技巧。战胜抑郁最有用的方法包括"回忆过去的成功"、"描述小的但成功的结果"、"运用积极的应对想象"以及使用"时间投射(time projection)"。时间投射是让病人描绘他/她自己冒着危险逐步进入将来的某一情境中,具有积极的情感和进行令人愉快的活动。(本章的末尾将对这个技术作详尽的讨论。)顺便提及一个有关的话题,希望读者能认识到不同维度与它们各自的技术之间相互关联的程度。在运用不同多模式方法时,对时间和顺序没有特定的规则,并且在实际临床情况中,技术的选择和实施通常要结合病人的具体情况。

5. 认知。在这个维度,首要目标之一就是要消除咨客"所以我没有价值"的非理性想法。治疗师应该分析咨客不合理的自我对话、挑战绝对的命令和随之而来的无法达到的高标准,注意病人抑郁性思维的其他错误,例如,非此即彼、过度概括、负性期待和灾难性倾向。大多数双相抑郁患者的治疗需要治疗师从"D"维度(也就是给予锂盐)开始。但在治疗心境恶劣时,通常从认知维度开始进入治疗,随后很快采用其他六个维度的一个或多个适当的技术继续治疗。愿意阅读治疗师推荐的"通俗"读物的咨客往往发现这是一种很有用的辅助治疗方法。

6. 人际关系。病人处理其重要人际关系网所需要的能力是在这个维度进行治疗的主要资源。治疗师需要了解咨客有何社交技能缺陷;描述咨客在人际交往中的不自信反应和攻击性反应,并建立替代性的自信行为(只要可能)。在这方面治疗中角色扮演被运用得相当广泛。

大体上,要教给病人四种特殊技能:(1)对无理的要求说"不";(2)请求他人的帮助;(3)表达积极的感受;以及(4)"恰当"表达批评和反对。精通自信心训练的治疗师发现,当病人学习如何提出要求、拒绝他人讨厌的要求或剥削、开始交谈以及与他人发展更亲密的关系时,咨客的治疗性获益常常令人瞩目。但是多模式理论认为,除非处理了 BASIC I. D. 显示的突出问题,否则治疗获益很可能只是短暂的。治疗师一旦确定了咨客人际关系问题的触发点(例如,惯于进行批评的配偶所给予的评论),就可以运用脱敏、角色扮演和其他常见的行为应对策略来对病人进行治疗。

7. *药物/生物学*。在治疗双相情感障碍或抑郁症,甚至心境恶劣障碍时,需要用生物学方法进行干预。这一点已经被临床治疗师所认识与接受,事实上很多病人从抗抑郁药物治疗中受益。我的经验是,当病人主动询问药物治疗可能带来的好处时,在确认病人并不是在寻找"灵丹妙药"之后,把他介绍给一个好的、擅长药物治疗的精神科医师常常有益于病人的治疗。此外,治疗师还要明确地建议患者加强锻炼、放松、采用合理的睡眠方式和注意全面的"身体健康"等有关的问题。

运用

第 89 页 * 上描述的是一个三十六岁男性的维度剖面图,对他进行治疗时选取了三个即刻开始的干预方向:(1)他的*活动减少和社会参与性减少*成为首选的治疗对象。为了与咨客的具体情况相吻合,我们讨论了他能从事的娱乐、消遣、业余爱好、娱乐形式和其他令人愉快的事情,以取代枯坐和沉思。(2)他的*自我贬低的陈述*和*负性自我评价*也得到了直接关注。我反复地向他指出使他倾向于只选择思考负性细节、完全丧失积极体验的"心理过滤器(mental filter)",并且促使他"调整天平",以发展更平衡的观点。(3)采用布置家庭作业的方法使其把焦点集中于成功的想象,以抵消其孤独、失败和被拒绝的想象。他要求进行三次针对批评和拒绝的正规脱敏治疗。 94

在第七次也是最后一次治疗中,他不仅报告有明显好转,而且还说:"你可能不会相信,下周四我将开始一份新的工作。"在这个个案中,原先他对拒绝和失败泛化的害怕已经使得他不再愿意进行任何会让自己感到不快的冒险。但是治疗使他不会像过去那样"对被拒绝感到深深的恐惧,这是让我讨厌的一件事"。他强调从今往后他将不会因女性、父母或雇主的拒绝而变得"心灰意冷和心烦意乱"。虽然这个个案的情况相当常见,但是通过行为、认知和想象的三维方法能很快引起咨客的一些基本的改变,并能保持下来。在治疗结束时,我总是扪心自问,正如一句古老的谚语所说的那样,我是仅仅把鱼给

---

* 指本书边码第 89 页。——译注

了咨客,还是教会了他们如何钓鱼。

心境恶劣病例的突出认知

多维评估方法的好处就是能快速确定需要改变的关键维度。正如前面已经提到的,一些心境恶劣障碍患者存在明显的行为缺陷。对他们来说,治疗方案需要包括大量的角色扮演、模仿、训练和排演。同样,如果临床特征是感觉缺陷、强迫性图像、病态白日梦和大量令人烦恼的记忆,则需要对这些问题及它们所在的维度进行治疗。如果多模式生活史调查表(拉扎勒斯和拉扎勒斯,1991)和首次访谈没有发现在特定领域有什么特殊问题,那么就没有必要再去仔细考虑那些内容,而是需要继续寻找、聚焦在任何呈现出来的问题上。

德莱顿的《简明理性情绪行为疗法》(1995)一书提供了大量的认知技术和其他特殊技术,它们既能在治疗访谈中使用也能用于访谈以外的场合。书中有关咨客家庭作业安排和未完成自助作业的可能原因检查清单的章节对治疗非常有帮助。例如,咨客在多大程度上认为,如果他们采纳了治疗师的建议,会妨碍他们运用自己的问题解决技巧?有多少咨客觉得治疗师正企图通过劝说其完成特定的家庭作业来控制他们?有多少咨客完成作业只是为了获得治疗师的认可,而不是学习对自己有用的东西?当治疗师遇到这类问题时,需要在进行特殊干预前先予以关注。因为这些问题会阻碍快速有效治疗的进程。

首次访谈快要结束时,我看到四十岁的马丁几乎有很多专家已经分门别类列出的所有常见不合理认知模式。首先,他是一个*测人心思者*(mind reader),总是对他人的动机和想法进行负性推测。马丁总是从细小或细微的事件中*过度概括*出毫无依据(负性)的结论。他几乎总是以*全或无*的方式来考虑问题,以极端的形式表述每一件事。如"我要么就是一个成功者,否则就是一个彻底的失败者"。马丁还信奉大量的*应该*和*必须*的信念,对别人对自己都是如此,因而使自己容易感受到怨恨和内疚。他的负性预期反映了内心深处的悲伤主义,这使他对所有新环境新事物的预期都是失败性的。他倾向于人格化——总是从负性自我评价的角度来解释环境和事件。他往往给不受欢迎的行为贴上永久的人格标签,他不是说"我的行为很自私",而是宣称"我是一个自私的人"。他不考虑、不理会或忽视积极事件,而沉溺于真实或想象中的负性事件。

发现咨客有这么多明显的功能不良性认知,似乎按逻辑来说就不需要再浪费时间去画维度剖面图,也不必进行测试,而是"直接切中要害",指出他的许多功能不良性思维模式。德莱顿的注意事项在此似乎并不适用。因此我立即指出他采用的不合理思维模式,并问他是否同意他的观点受到了这些思维模式的影响。"我明白你的意思,"他回答道,"但我认为我的想法是真实的,并没有什么不合理的地方。"我回应道:"也许你是对的,所以我们需要对此进行确认。"

我让马丁回忆以往不同的事件,他在叙述中流露出其典型的悲观的思维方式。对他描述的每一个情景,我都指出检验其他替代性想法的必要性。例如,他讲述了前天晚上一次糟糕的约会。

马丁：　我觉得自己像一个白痴。在送她回公寓的路上我们分手了。我们,我不敢肯定,你知道,但是,你知道,我相当肯定,真的,我,嗯,我们真的相对无言地坐了十分钟。是的,真是那样,就像,嗯,你知道,就像是过了很长一段时间一样。最后我们分别了。哦,天啊!

治疗师：你的意思是因为你想不到该说些什么,所以她离开你时对你印象不好,是吗? ⁹⁶

马丁：　是的!我没有说话,我的意思是我泄气了。你懂我的意思吗?

治疗师：在此之前,你在约会中一直表现得很好,对吗?

马丁：　是的,但当话到嘴边时,你知道,我的思维就停顿了,脑子里一片空白。我一直,你知道,疯狂般地想我必须说点什么,必须交谈或做点什么。

治疗师：有没有可能是另外一幅画面:你们两人正坐在回家的车上享

受着这段时光,只是坐着休息,默默地仔细回想着刚才一起度过的时光,或只是沉醉于自己的想法之中?

马丁: 这倒挺像已经结婚十年的情景,但对于第一次约会不可能是这样的!

治疗师:所以在你看来,这是你的又一个失败?

马丁: [耸耸肩]嗯。

治疗师:那么她的心里想些什么?"啊,天啊,马丁是这样一个性情古怪的人!"

马丁: 嗯,是玛丽安安排的这次约会。"你为什么把我介绍给那个傻瓜?"她很可能这样对玛丽安说,"他是个失败者。"

治疗师:你能验证一下你的假设吗? 你可以打电话给玛丽安,请她问问那个女孩她怎么想的。她叫什么名字?

马丁: 朱莉。

治疗师:你可以问问玛丽安,朱莉实际上跟她说了些什么吗?

起初,马丁并不愿意这样做,他不想听到朱莉的嘲笑。我指出我们一定要去确定他的想法是否正确。如果他的想法是合理的,那么需要调整治疗以纠正导致其痛苦的非功能性认知模式。"我必须教你如何不成为一个笨蛋"。但是,如果证实他的推测错了,事实上别人并没有以负性的眼光来看待他,那么治疗的目标应该要调整他自己的想法,"我必须教你认识到,你并不是傻瓜。"

马丁同意去试一下。玛丽安说朱莉喜欢上了马丁,并且度过了一个愉快的夜晚。我鼓励他进一步问玛丽安,朱莉对那天约会结束后有什么想法。她的回答是,在度过了晚餐、跳舞、交谈的狂欢之夜后,他们一起开车回家,一路上,在车里欣赏音乐,非常悠闲。

我劝说马丁通过从他人那儿获得客观证据来检查其负性想法的真实性。我告诉他:"我想你应该停止总把好的想成坏的。"同时,我指导他发展一系列替代想法。例如,当他的三个同事没有邀请他共进午餐时,他原先得出的结论是他们对他有强烈的反感所以不请他。他就此发展出下述替代的想法:

1. 他们要谈论一些与他无关的私事。

2. 没有让他加入,只是因为他们疏忽了。

3. 他们都在一个责任评估委员会工作,午餐是他们讨论工作的商务餐。

     (后来证实他们三人是慢跑者,他们决定不吃午餐而是去跑步。)

     随着证据的寻找,事实如同一面镜子不断映射出马丁自我贬低倾向的一面。

马丁:我的老板悲观地认为我找不到——你把它叫作什么——嗯,美林公司(Merrill Lynch)的销售额。

我： 事实上他对你说了什么?

马丁:没有,什么都没说。嗯,只是他的讲话方式让我有这种想法。

我： 所以你又成了一个测人心思者。好吧,给我三个替代的想法。

马丁:[停顿]我想不出来。

我： 好吧,我先说一个。美林公司的统计数字并不重要,否则你的老板会坚持让你找到它们。

马丁:哦,不,有个秘书告诉我那些数据所在的文件夹,所以我找到了。

我： 哦,这样子的话我们要考虑一下完美主义想法。你不是立即说出麦瑞林奇的账目,而是犹豫了,一个秘书随即递给你那个文件夹,——或者是与此类似的情形吗?

马丁:跟你说的有点像。

我： [荒谬地]我知道有人因为比这个还要微不足道的事而被开除!

马丁:[微笑]对,是的。

我： 他们怎么那么久都没有解雇像你这样反应迟钝的傻瓜呢?

马丁:[咧嘴笑起来]你说到了点子上了。

我： 我怎么才能让你自己发生改变?内在的改变才有价值。

马丁:我正在发生改变。

     在七个月中我见了马丁十五次。他很快能识别并承认他的不合理信念。他开始认识到这些歪曲的想法是怎样影响他对自己以及他与别人的关系的看法。他完全认识到他的非适应性信念长久以来不恰当地限制了他的个人行为,使他感到痛苦。他形成了冒险的人生观,养成习惯用检验其感知的方法来驳斥其负性认知。令人特别欣慰的是,他在一次随访(治疗结束一年后)中讲了下述事情。

马丁:所以我认为,嗯,皮特的态度可能反映了……某种……事实,他认为我太保守而不能进入他的核心人际关系圈。我想到了两三个替代想法,然后我与他一起对这些想法进行了检查。毫无疑问,你知道,我开始的想法是对的,他说我并不适合他。他就是那样说的:"噢,你只是不适合我"。他是对的,我们刚开始交往,他们居然拿三瓶啤酒来灌我一个人……其实也没关系,你知道,总是有些人喜欢我,而有些人不喜欢我。

我: 是的,我猜每个人都喜欢小丑,因为小丑既不主张任何事情,也不会威胁到任何一个人。但你是一个人,一个有想法、主张、习惯和价值观的人,所以你不可能也不应该赢得所有人的喜欢。

马丁的心理治疗过程印证了本帕瑞德的观点(1995):"心理治疗的类型应该符合咨客当前抑郁的严重程度和形式,……因为从根本上说,心理治疗要施予作用的目标是个体,而不是疾病。"(第120页)

对时间流逝技术的评论

正如前面已经提到的,"时间流逝"技术是非常有用的。例如,有一种我最初称为"具有正性强化作用的时间投射"的方法(拉扎勒斯,1968),现在已经被证实对很多经历了令人烦恼或痛苦事件而变得抑郁的人非常有效。通常一个事件所引发的强烈愤怒或悲伤直到六个月或一年之后才能减轻或消失。这可能是因为随着时光的流逝,新的或可以与之抗衡的反应才得以出现(这就是"时间可以疗伤"的原因)。所以在一个单次访谈中,如果病人生动地想象时光流逝,一天又一天,一周又一周地过去,同时在想象中他或她能清晰地看见自己参与愉快的活动,那么将会发生什么呢？想象时光已过去至少六个月,再回首来看这些令人痛苦的事情时,个体是否会体验到自己的负性情绪减少了？许多能主动让自己沉浸于一系列想象中的积极事件的咨客对此作了肯定的回答。

我最早报告的案例中有一个二十三岁的女性咨客,她在男朋友提出与她分手之后变得非常抑郁。我给她作了一次时间投射访谈治疗就使她发生了明显的变化。我让她想象自己正参与一些她认为特别有益的活动——骑马、弹吉他、画画、做雕刻、参加音乐会、郊游等。在治疗中,让她逐一细想每一个令她愉快的活动,想象自己真的正乐在其中。然后想象很快时光开始飞逝,几周过去了,几个月过去了。我让她叙述她尝试了多少种有益的活动。我们一起详细聊了一会儿这些令人愉快的活动,然后我说:"假设现在已经六个月过去了。〔停顿〕你回想那个烦你的事件时,你觉得对你的干扰有多大？现在已经过去六个多月了。"她说:"我怎么用语言表达呢？我就从三个方面来解释吧。首先,我觉得自己有点傻;其次,海滩上有很多鹅卵石;第三,一些内心的东西真的想在画布上发泄出来。我说清楚了吗？"一周之后,咨客告诉我她的食欲恢复了,又能睡安稳了,工作时经常乐在其中。此后,她继续有令人满意的进步。

指向将来的时间投射技术运用了具有正性强化作用的想象,它不能治愈严重的抑郁。轻度抑郁的病人可能在一段相当长的时间内一直有不必要的不快和痛苦,这种时间投射技术本身对这部分病人来说是一种快速持久的治疗方法。很多经历特殊事件后感到轻度抑郁的人从时间投射技术中得到了帮助。

也有许多情况下需要咨客"回到"过去。例如,很多咨客因过去受到的伤害和侮辱现在仍旧感到愤怒或受到别的影响。当这些人对常用治疗方法——认知检测和重构、讨论和沟通、正规的脱敏治疗等始终没有反应时——运用回到过去的时光流逝技术往往能奏效(虽然只是对那些对想象技术有反应的人有效)。

例如,一个二十五岁的男性因为一件发生在他八岁生日聚会的事情而非常痛苦。我在治疗中对他采用了时光流逝技术:"尽量想象我们有一个时光穿梭机,你能乘坐它即刻回到过去。想象你走进了时光穿梭机,一会儿你就回到了那一刻,你在一群陌生人面前受到了不公平的惩罚。当你走出时光穿梭机时,你还是现在的你,你看着八岁时的自己。你能想象这些吗?"咨客作出肯定的回答之后,我们继续进行时光之旅:"八岁的男孩对这个刚进入情境中的成年人有着某种特殊的感觉。当然,他不知道你就是来自未来世界长大了的自己。但是,他会非常关注你。想象你真的能与他对话。"

时间流逝技术帮助这个咨客使另一个自己放下心来,给予援助、支持、理解,并解释惩罚者(他的父亲)被误解的行为背后的动机。然后让咨客走回到时光穿梭机中,再回到现在,这样我们就能分析并评价这次心灵之旅对他的影响。这个方法通常能让咨客对不愉快记忆进行快速认知重构和脱敏。

我曾经描述过一个看起来似乎很难治疗的个案。这是一个三十二岁的女性,她在一幕幕想象之后重新找到"遗忘的记忆",呈现了一系列"在法庭上直面侵犯者的画面";我还运用了另外几种减少过去伤痛的新颖方法,这个过程每周一次,共七周时间完成,直到最后她说"我已经完全康复"为止(拉扎勒斯,1989b)。在很多情况下,时间流逝技术无论是指向将来还是回到过去,都是一种能快速解除多种情感痛苦的方法。

第 十 章

夫 妻 治 疗

第九章讨论了一个处理性欲障碍的夫妻治疗个案。这一章我们将涉及更多有关夫妻治疗的内容。

夫妻治疗并没有统一标准的治疗形式,而是利用不同治疗流派的方法。当个人问题暗中或以其他方式破坏夫妻关系时,先进行个别治疗是夫妻治疗得以成功的关键。当受到困扰的夫妻情况相对稳定并真正希望拥有和谐的关系时,六七次"夫妻教学式指导"通常能产生良好的效果(拉扎勒斯,1992)。"教学式指导"的主要重点是鼓励夫妻双方摒弃强制策略,放弃不现实的想法,认识到互利互惠的价值所在,实施行为准则,用建设性的折中和协商代替消极的僵持固守。在这些情况下,少数几次"训练式访谈"就能使他们学会运用良好的倾听技术、积极的沟通风格、相互给予性互动以及采用正性强化的方法。

有用的技术

为了尽快解决问题,治疗师不应羞于运用简单而有效的方法。例如,我发现与咨客讨论下述"七项基本规则"中的每一项都是很有用的,并且我会建议咨客复印三份,一份放在女方钱包里,一份放在男方钱包里,第三份贴在他们家里的冰箱门上:

1. 从不批评对方;要求他或她的行为作出某种特殊的改变。

2. 不要强迫别人的感受(不要告诉对方他或她现在在想什么或有什

么感受)。

3. 避免说"你总是……"或"你从不……",表达要针对具体事情。

4. 避免以对错、好坏来分类。当出现分歧时,寻求妥协。

5. 用"我感到"语句来代替"你是"的表达方式。例如说"当你忽视我时,我感到受了伤害!"而不是说"你自私,忽视我,根本不顾及我的感受"。

6. 表达要直接和坦诚。说出你的意思,表达你想说什么。

7. 我好,你也好。我有价值,你也有价值。

　　但是,如果夫妻一方或双方心怀积怨、过度焦虑、感到痛苦或极度没有安全感时,治疗之路往往更加曲折。如果是有害的要求、歪曲的感知或明显的精神疾病引起了夫妻双方的痛苦,治疗的道路同样是曲折的。

　　在最初的两次访谈中,治疗师应该判断夫妻是否(1)真正地相爱和关心;(2)情感稳定使得婚姻能维持下去;以及(3)没有证据显示总体势不两立。当条件(1)和(3)不成立时,就需要考虑他们接受离婚咨询。如果条件(1)和(3)成立而条件(2)不成立时(也就是,一方或双方受到心理困扰),大多数情况下治疗需要针对个人及其心理障碍。与坚持只在两人、三人或家庭系统里进行治疗的那些系统理论家的意见相反,我的经验是,在上述情况下,个别治疗必须成为治疗的主要方式(拉扎勒斯,1992)。埃利斯(1962)曾说过:

　　　　如果神经症患者有基本的不合理假设或价值系统,并且如果这些假设导致他们与配偶之间相互自我挫败,那么婚姻咨询师的作用不是处理婚姻问题,也不是处理夫妻双方神经症性的相互影响,而是治疗他们的不合理观念或信念。(第210页)

　　对于那些似乎墨守成规的夫妻,通常我会使用三项增加技术,甚至在首次访谈中我就开始使用。先让每一方列出他或她希望对方增加的三种具体行为,要求对方增加某种行为而不是减少某种行为是一种积极而非蔑视的态度。例如不要说"我希望你停止咬手指甲，这 ¹⁰³样你的手就不会太难看"，而是说"我希望你增加手指甲的长度，这样你的手看起来更迷人"。

大多数人在列出清单时通常写得太含糊、太笼统。"我希望她更加爱我。""我希望他更加关心我。"要告诉他们必须用非常明确的行为来代替这些模糊的表达。"我希望我们不是在饭后聊 5—6 分钟，而是把时间增加至 15 或 20 分钟。"如果访谈时配偶不能向对方提出三种具体要求，就让他们在下一次访谈之前完成作业，并在下次访谈时把清单带过来。如果咨客不依从这些治疗安排，则需要在治疗中处理这种情况。

下面是一对夫妻双方各自列出的清单：

我希望卡罗尔增加的是：

(1)她看望我父母的次数。

(2)她每周愿意做爱的次数。

(3)她做饭的次数多于外出吃饭的次数。

我希望迈克尔增加的是：

(1)他晚上七点之前下班回家的次数。

(2)他主动洗碗和扔垃圾(不必别人提醒)的次数。

(3)他称赞我的次数。

治疗师对每一项都进行讨论，并询问另一方是否能够接受这些要求。如果不能接受，就必须修改这些项目。当双方都一致认为这些要求是合理的之后，就要去执行每个项目。对于上面这对夫妻，治疗师会让迈克尔说出一周内有多少天他会在晚上七点之前回家，以及多久他会做一次妻子要求他做的家务事。治疗师把这些内容写在保证书上："迈克尔同意至少一周有两次在七点之前回家。"有时夫妻双方更愿意达成折中协议。"如果你在七点之前回家，我就来做晚餐"。当双方达成协议后，在各自的保证书上签字。这个方法的要点是将双方提出的六个重要行为写入婚姻治疗作业中，从而提高他们相互之间总体的满意度。

与个别治疗相比,进行夫妻治疗时治疗师往往更直接、更快地进
104 入主题。除非夫妻双方几乎完全对立,否则往往会形成二对一的局
面(丈夫和妻子倾向于团结起来)。如果治疗师表现得太过强硬,夫
妻中的一方或双方会通过说或做一些事来援助对方。

夫妻评估

首先需要评估的一个问题是,夫妻双方是否真的希望改善关系,
或者是否一方或双方在参与"夫妻治疗"时就有最终要离婚的打算。
对于后一种情况,也许能帮助他们以很友好的方式分手。正如前面
已经提到过的,评估双方或一方所关注的内容是否合理也很重要。
例如一位患广场恐惧症的女性不断对丈夫提出要求。当丈夫在办公
室工作时,她不停地给他打电话让自己放心,当他们在一起时,她不
让丈夫离开她的视线。"她逼得我快要发疯了!"丈夫抱怨说。在接
受了十一次认知与行为相结合的个别治疗后,她的恐惧反应明显减
轻了。与某些理论家的想法相反,尽管没有对这个咨客进行婚姻治
疗,也没有把丈夫纳入到治疗中(在设计的现场暴露中不陪伴妻子),
但妻子发生的这种深刻而积极的变化持续了四年之久。

另一对夫妻的情况与此相似,由于有证据表明婚姻紧张的主要
原因是丈夫患有临床抑郁,我把他介绍给精神科医生进行药物治疗,
同时我对他进行以认知治疗为主的个别治疗。在为期两个月的七次
访谈后,他有了明显改善。我见到过那些继续为这类病人进行夫妻
治疗的治疗师,在我看来,除非个人的心理障碍得到治疗,否则夫妻
间的问题不会因夫妻治疗而改善。

典型的过程

通常在记录咨客的姓名、地址、电话号码、年龄、职业、结婚时间、

孩子(如果有)等详细资料之后,我会问:"你有什么问题?"有趣的是,对很多夫妻来说,有"原告"和"被告"(用法律名词来表达)之分。马奇抗议道:"我们的主要矛盾与查利拒绝帮忙做家务和从不教导孩子有关,所以我很累,受不了了。"查利以防御的姿态辩解道:"难道我没 105 有帮你洗过碗,难道我没有告诉过辛迪要在晚上 11 点之前回家吗?"马奇反驳道:"你真了不起呀,那只是你偶尔为之! 问题在于你只是偶尔帮我洗洗碗,你在家几乎什么事也不做,大多数时间只有我在承担教育辛迪和迈克的责任。"

　　对这对夫妻治疗的目标首先是要确定引起混乱、导致争执和痛苦以及其他破坏夫妻和谐关系的关键问题。为此我使用标准多模式生活史调查表来深入细致地彻底了解这对夫妻,因为对夫妻一方或双方的了解有助于找到关键问题;多数情况下是让双方填写扩展结构剖面图(见附录 3),这样治疗师可以立即将双方的资料进行对照和比较,确定并聚焦双方存在的明显差异和重要相似之处。例如,当分析妻子在扩展结构剖面图上的回答时,丈夫说:"这让我知道了我在多大程度上是一个不合群的人,而她却无疑是一个喜欢与人相处的人。所以我想尽量减少大家庭聚会次数,而她却想更多地与他们在一起。而且从这个图来看她是一个思考者或一个计划者,而我是一个凭直觉行动的人,所以有时会使她非常恼火。"鉴于夫妻双方在这些特定方面的不同表现,我们制定了一个建设性治疗计划,使得夫妻双方在制定各种计划和作出决定时要考虑他们之间的差异。

　　请注意,主要的重点是确认能对建立更好关系即刻有效的过程和反应。对太多的"潜在问题"进行核查通常将人引向概念和临床上的死胡同。

使用婚姻满意度问卷

在听到夫妻双方一些争论的核心内容、注意到他们的交流方式之后,我可能会让夫妻填写婚姻满意度问卷(见附录 4)。它的信度和效度已被赫尔曼(1991a)所论证。

在检查问卷评定结果时,单个条目的分数比量表的总分更有启发意义(虽然总分低通常提示应注意个体低满意度)。例如,当条目2"我对我们的沟通质量感到满意"的评分较低,围绕这一条进行讨论,常常可以发现个体存在害怕亲密的问题,而需要在治疗中着重处理。此外,对满意度水平的自我评分与配偶评分之间所有差异的重要性进行探讨,也有利于治疗的进行。例如,再以马奇和查理为例,马奇在"我对我们的消费与理财方式感到满意"这一条目上对自己的满意度打了一个高分,她认为查理会在这个条目上分数很低。但实际上,查理的评分也反映了他对他们的消费与理财方式非常满意。"这让我很吃惊,"马奇说道,"因为查理总是责备我在健身课程上花钱太多。"查理解释说:"我只是反对你雇一个私人教练,我觉得没必要,只是浪费钱。但总的来说,我认为你是一个非常好的金钱管理者,我完全信任你。"可见,针对不同条目的具体对话可以澄清夫妻之间的误解。

婚姻满意度问卷可以使治疗师很容易进入大多数夫妻关心的主要问题——沟通、性、金钱、归属感、友谊、子女养育、家庭关系、信任、价值观和个人习惯。有趣的是,对某一评分的一个简单提问就能切入至关重要的夫妻相互作用模式。例如,一对夫妻双方都对总体满意度评了高分,并正确地预测了对方的具体分数,但其中有一个条目的评分显得不一致。丈夫在第 12 项"我信任我的配偶/伴侣的言行"给妻子的评分是"2"。当问他为何给妻子这个低分时,丈夫情绪激动地说起妻子过去有说谎行为,而以前用别的检查方法没有能引出这个话题。这其实是这对夫妻一直回避的导致矛盾的关键问题,此后夫妻之间的交流增多了。

这里另外举一个例子:

治疗师:马奇,你在"我相信我的配偶是站在我这一边的"这个条目上的评分有点低,只给了 3 分。解释一下好吗?

妻子：　我不知道。我，嗯，这似乎和他的习惯有关，他经常会离开房
　　　　间，尤其是当我说到任何困难时。这也有点儿表达了对整个
　　　　感情这回事的强烈抨击。他并不很体贴。

丈夫：　这不是"站在某人一边"的含义。

治疗师：好吧，我们来听听马奇的看法。当她想谈什么事情时，你就
　　　　离开她，是这样吗？

妻子：　[打断]特别是当我想与他谈谈我们的关系时，或者是我想与
　　　　他分担我的不良感受时。这时他就走了。

丈夫：　马奇，你经常挑"最好"的时间来讨论那些问题。[转向治疗　107
　　　　师]我的意思是我刚一跨进家门，我已经在工作中劳累一天
　　　　了，噢！她就一股脑儿向我抱怨。

妻子：　不是这样的！只要话题一涉及你，就从来没有什么好时间。

治疗师：等一等。[转向丈夫]查理，马奇所指出的似乎是她没有感觉
　　　　到你爱她，她不清楚你是否关心她。[转向妻子]是这样吗？

丈夫：　太可笑了。

治疗师：你的意思是你爱她、关心她吗？

丈夫：　绝对是这样的。[转向妻子]你怎么能怀疑这一点呢？

妻子：　[开始哭起来。]

治疗师：马奇，你为什么哭啊？

妻子：　[吸吸鼻子]我很高兴知道他爱我。

治疗师：好的，那么我们要谈一些重要的事情了。查理，她觉得你言
　　　　行不一，那你如何能向她证明你的确像你所说的那样爱她
　　　　呢？

妻子：　大多数时候我们都没有分歧。只要当我想讨论某个困难时，
　　　　查理不要突然拒绝我就可以了。

　　　上述对话使我自然而然地建议他们使用一种有效的技术——限
时交流。对许多愿意定期使用这一方法的咨客来说，其有效性已经
得到证实。

限 时 交 流

我要求夫妻双方在下个月安排两次（如果可能的话，安排三次）约会，每周一次，每次半小时。有五个必备条件：一个不会被打扰的安静房间、自动计时器、铅笔、纸张和一个硬币。

每次以掷硬币的方式决定谁先说话。计时器定在五分钟。在第一个五分钟里，说话者可以谈论她或他想说的任何话题。倾听者不能打断，可以记笔记，为澄清或辩驳作准备，但不能说出来，直到五分钟结束，计时器响起来为止（除非说话者不需要满满五分钟的时间，并且说"我现在已经说完了"）。

当计时器响起时，说话者要立即停止。然后，由倾听者解释说话者的意思。如果说话者对倾听者的反馈不满意，就要说"你没有听明白"，接下来解释倾听者哪些听错了或哪里弄错了。倾听者一次次地解释，直到说话者感到满意、觉得对方听清楚并完全理解自己的意思为止。然后重新把计时器定为五分钟，两人角色转变一下，遵循同样的规则，原先的倾听者成为说话者。

一般在半小时会谈中，通常每个人有两次五分钟的说话机会。如果解释简要且准确，时间会节约下来，使每个人可以有三次说话和倾听的机会。在会谈结束时，建议双方互相拥抱，不要再继续讨论，而是等到下一次事先约定的会谈时间再以此方式交流。

一些比较有耐心和毅力的夫妇喜欢进行一小时的限时交流。这种限时对话的目的之一是避免长时间的挑剔性争吵。当这种交流发挥作用之后，夫妇通常会报告他们能在较少的时间内解决所有重要问题。此后，每次三分钟"发言"加上 30 秒的解释就能够保持两人开放的交流渠道了。

当夫妻俩关系改善以后，有些人报告他们会继续每月使用这种技术一到两次，使闷在心里的事情得到解决，确保没有问题在私底下腐烂。

　　读书疗法也被证明对很多夫妻非常有帮助。我写过一本《婚姻的神话》(拉扎勒斯，1985)，当我在治疗中发觉有谁持有书中列举的某些荒诞观念(例如他们怀有错误的浪漫信念、相信纯粹的归属感、把婚姻看作是"毫无保留地诉说"的论坛、感到一定要把配偶改造成一个"更好的人"等)时，我会给他们看这本书，让他们阅读挑选出来的内容并进行讨论。这通常会促进并加速治疗的进程。对夫妻运用读书疗法常常会激发他们发生快速的改变。读书疗法的这种教导和合作性质能触发双方分享思想、减少破坏关系的信念、减少问题夫妻典型的防御和对抗姿态。

其他技术

　　第四章略述的技术折中观点鼓励治疗师利用不同流派的方法。例如，当发现夫妻似乎在隐藏他们的情感时，修改并运用心理剧的"加倍"方法("doubling" method)，治疗师可以借此表达病人情感的隐藏部分，从而有助于夫妻问题的解决。

109

　　下面的内容摘自拉扎勒斯(1996)写的一篇文章。文章提到一对夫妻，丈夫尽管在个别访谈时表示希望妻子能给予他更多的时间和关注，但却感到很难向妻子说出这样的愿望。通常的自信心训练方法对他没有什么帮助，因此我决定试用加倍技术——治疗师尽力表达并澄清病人没有表达的想法。我站在丈夫的身后，让他要求妻子在周末安排更多的两人相处时间。刚开始进行得不是很顺，以下是接下来的治疗过程：

丈夫："我们计划周六和周日一起做一些事，你觉得好吗？"

我　：［站在他的身后以他的身份说］"这对我来说真的很重要，它让我感觉到你仍然在关心我。"

妻子：［回应我说的话］"真的吗？真的是这样吗？你认为我不再对你

有感情了吗?"

丈夫:"嗯。我不是这个意思。不是这样的。"

我 : "坦白地说,亲爱的,我不知道最初使我们相互吸引的那些美好的感觉发生了什么变化?"

丈夫:"嗯,我想那是太久之前的事了。"

我 : [继续加倍]"事实上我们在很多方面越来越疏远了,对此我感到很痛苦而无法面对。"

妻子:[对我说]"我认为你在夸大事实。"

我 : [我走到妻子的椅子后面]"我发现我喜欢让自己埋头于工作中,与姐姐待在一起,而不是面对我们越来越疏远的事实。"

妻子:[对丈夫说]"难道你没有告诉过我你需要有你自己的时间吗?"

丈夫:"是的。我不想一个女人总是不停地挑剔我或惹我心烦。"

我 : [我再次走到丈夫身后]"但我想我们太独立了,远远超过它给我们带来的好处。"

妻子:"当我提议我们一起学习打网球时,你拒绝了这个建议。"

我 : "哦,对我来说,并不在于一起做什么,你真的选择、真心想和我在一起才是重要的。"

110 妻子:[动情地]"你一直没有让我感觉到你真的很看重我的陪伴。"

丈夫:"我怎样才能让你感觉到这一点呢?"

妻子:"你不是时常告诉我你烦透了与别人在一起,而想逃到某个岛上去吗?"

我 : [不再加倍,而是对丈夫说]"你是否省略了四个字——与你一起?"

丈夫:"她知道我不愿意独自一个人生活。"

我 : "但她对此毫不知情!"[对妻子说]"我说得对吗?"

妻子:[朝我点头,然后转向她丈夫]"亲爱的,我想治疗师找到了问题的关键。我们往往对对方和许多事情都想当然了。"

　　在这次治疗之后,继续原先已经建立的行为治疗方案——布置家庭作业、双方行为偶联契约、行为演练和技能训练。前述个案治疗片断介绍的目的是展现技术折中主义的好处。当基本的行为技术不能达到预期效果时,从其他流派借用某种方法,使这对夫妻能懂得相互倾听,从而消除使他们倍感痛苦的核心缘由。但是,如果有谁认为我在这个个案中实施了"心理剧"治疗则是一个很大的错误。我只是根据治疗需要修改了心理剧治疗中的一种技术,并在我自己(很不相同)的治疗框架内运用此修改过的技术(见拉扎勒斯,1996,以及附录5)。

额外强调的几点

一个"神奇的比率"

戈特曼(1994)在广泛研究的基础上提出他称作 5∶1 的"神奇比率":"我们发现,只要丈夫与妻子之间的正性情感和相互作用是负性的五倍,婚姻就很可能是稳定的"(第 57 页)。他还肯定了多年前巴赫和怀登(1969)所支持的一个观点:激烈的争论、公开抱怨和表达委屈能发出信号要求对方进行有效调整,这有赖于夫妻之间是怎样对抗的。恶劣的对抗——人格诋毁、人身攻击、追究过去、责难、责备、威胁、发出最后通牒以及采取费伊(1994)提出的 54 个"关系陷阱"中的任何一种方式——都必将破坏并消灭有效关系的特征:爱和信任。

说"不!"

费伊(1994)指出:"说'不'对亲密关系来说可能是致命的"(第58 页)。我同意这一观点。说"不"或拒绝请求也许是最具毁灭性的有害习惯之一。有趣的是,自信心训练书籍鼓励人们争取他们的权利,当他们想说"不"时不要说"是",并且不要对说"不"感到内疚。面对讨厌而又热情向你推销的销售人员、当老板企图不正当地利用你，或当控制、剥削者企图对你进行不公平的控制时，说"不"是一个明智的建议。然而在亲密关系之中，除非有正当的理由说别的，否则只有说"是"才有意义。因此，在回应"亲爱的，你能帮我一个忙吗？"时，最好的回答是"当然可以，你想让我做什么？"而回答"让我一个人待着，我很忙"或"不要打扰我"或其他任何形式的"不"，几乎不能使一个人爱对方，也不能增进双方的关系。"这要看你想让我帮什么忙了"这个回答虽然不像前面的回答那样消极，但无条件地回答"是"才是最好的。如果需要，可以双方商量看看提出的要求是否合理，或者其他的事务是否对此有妨碍。"我非常愿意让你母亲和我们一起住三四周，但住六周以上似乎就有点太长了。""通常情况下，我很高兴开车送杰克去见他的数学辅导老师，但我现在正在会见两个外地客户，不能及时回家。"

这里举一个典型的例子。一对夫妻正为他们十六岁的女儿烦恼，她正在与担任高中足球队中卫的男生恋爱。下午六点钟有一场重要的练习比赛，女儿很想去看，并提出她要在五点半吃晚饭。"不行，"父亲说，"像平常一样，在晚餐时间你坐下来与我们大家一起吃。"结果父女间引发了一场争吵，导致家庭冲突和混乱，并在女儿夺门而出时达到了高潮，她非常伤心，什么也没吃。我问父亲，为什么没有同意女儿的请求。他说晚餐时间是全家团聚的重要时刻，他喜欢坐下来与所有家人一起用餐。"我能理解"，我说，"但是有时需要作一些变通。"我接着说，不难理解为什么对女儿来说出席比赛是这么重要；如果他当初没有阻止她，事情对大家来说都会好很多。

"回想起来，"他承认，"我同意你的看法。"

妻子也开始说丈夫总是不自主地说"不"。"大多数时候，"她说，"当孩子或我向他提要求时，他脱口而出的就是'不'，但事后他仔细想想，可能会改变主意。"我指出这比有些总是说"不"的人要强，这些人觉得必须坚持自己的主张，甚至他们意识到自己的专制和任性时仍然要这样做。但我还是坚决地鼓励丈夫在说"不"前先思考两遍。

类推和比喻

下面的类推和比喻有助于促使双方关系更加平衡。

婚姻就像一条平稳的双人帆船。如果一个人走到船的右侧,另一个人就必须很快走到左侧,使船体保持平衡。如果其中任何一方在船上凿了一个洞,不迅速维修,船就会很快开始下沉。

因此,当某次访谈中丈夫苛刻地责骂妻子时,我立即说:"你刚刚在船上凿了一个很大的洞。如果你的目的是让船沉没,就什么都别做。如果你希望船继续浮在水面上,那我们就要尽快讨论维修的方法。"他对此很懊悔,然后我们从几个角度来讨论这一问题,并达成暂时妥协。

另外有对夫妻,妻子是心理学家,她抱怨丈夫有消极—攻击行为,还把她塑造成"孩子眼中的魔鬼和怪物"。就在那天早上,他们七岁的女儿请求他们帮助她完成家庭作业,作业应该是在前一天晚上睡觉前就完成的。这件事引起了她与母亲的争吵,结果女儿没有赶上学校班车。母亲拒绝开车送她上学,坚持让她骑自行车去学校;结果矛盾逐步升级,最后父亲开车送女儿上学。

"这就是我的意思,"妻子解释道,"他破坏我的权威,把我说成是一个坏人。"她又说,丈夫经常用这种方式来报复她,以泄心头之恨。"问题的关键是,"丈夫说:"她不会平和地处理事情,而是把所有的事情都弄得不成样子,对孩子大声叫喊,两人像往常那样吵来吵去。"他继续解释说,如果妻子不是与孩子争吵,而是温和地讨论事情,也许可以告诉孩子,放学后他们需要坐下来商讨以后怎样做会更好,那么孩子就能赶上学校班车,不至于迟到了。"在那种情况下,"他说,"我想她太伤心了,骑车会不安全,所以我才开车送她上学。"

用帆船来打比方,我说妈妈似乎让船转向某个方向时太猛,因而迫使丈夫转向一个反方向,使船体保持平衡。妻子经过一段沉思之后说"所以这样并不好",又说道:"我明白了我可以怎样来重新思考这件事,这样会让我从不同的角度来看问题。"

卡彭(1994)提供的另一个比喻也经常对治疗有帮助。他把一对夫妻比作"两个个体,每个人站在一个小橡皮船上,顺着水流前进……,每个人都在他或她的橡皮船上保持平衡,同时与另一条船上的配偶相互合作保持平衡……两个人尽量保持这种联系,相互协同地在倾斜和颠簸中前进"(第 1 页)。卡彭的比喻表明在构建夫妻关系的同时构建个人伙伴关系的必要性。对在治疗中使用比喻感兴趣的读者可以参阅科普撰写的《比喻治疗》(1995),这是一本有趣的书。

在对夫妻进行治疗时,如果治疗师有强烈的想要拯救夫妻关系的愿望,会将自己置于危险处境。当我在听一个受训者对两夫妻进行治疗的录音带时,我仔细记录了一段对话:丈夫愤怒地说,也许离婚是他们最好的选择,于是治疗师开始激动地恳求他们为年幼的孩子考虑;妻子回应说,如果维持婚姻的唯一理由是为了孩子,那么就几乎没有必要再将婚姻维持下去了;我的受训者则进一步施加压力,让自己的处境越来越不妙。

我建议受训者在下一次访谈一开始就向夫妻指出,她的情绪已经妨碍自己作出正确的判断。经过对事情的反复考虑,并与督导师讨论之后,她现在完全同意夫妻之间如果没有充分的爱与关心,离婚可能是一个明智的选择,无论有没有孩子都是如此。在她表达了这些意见之后,丈夫和妻子都极力强调,他们之间的确有很多的相互关爱,他们希望婚姻美满。

在很多情况下,当夫妻在咨询室里开始争执并发生冲突时,我会温和地说,也许我们应该考虑如何友好地离婚。对此,夫妻的反应往往会很震惊,随即却能开始一起有效地工作。另一些情况下,当离婚咨询成为双方的渴望时,这种技巧也是有帮助的,虽然事实上我们从一开始显然是想挽救婚姻。对于一个最初是作为婚姻咨询师的治疗师,而后却在治疗中起了离婚调停者的角色,很多人认为这是不可取也不道德的。我不同意这种说法。我发现,在与夫妻建立了相互信任的关系之后,我就通常处于一个有利的位置上调解双方的离婚事宜，如果做不到友好分手，至少这离婚是公平的。当然，有时夫妻矛盾逐步升级，需要有精通法律的人来提供服务。

　　治疗师不必过分多情，从把一对功能不良的夫妻变成和谐的一对中得到极大的满足。看到幸福美满的婚姻就是一桩乐事。

第十一章

一些常见的浪费时间的现象

简明治疗是高效率、敏锐、实际而有效地利用时间进行的心理治疗。近来由于社会生活节奏加快,过去受训并信奉长程焦点治疗的一些治疗师继而转向从事简明治疗,但他们往往还是会浪费时间。

例如,我曾经治疗过一对夫妻,虽然他们很快解决了两人的婚姻问题,但仍然经常为他们与成年子女之间的紧张关系而争吵。儿女都是高级专业人士,已婚,他们各自的婚姻与家庭没有难以解决的困难,与父母不在一个州生活。一旦这对夫妻叫儿女回家或出钱请他们回家,我就会听到(从我的咨客——父母那里)他们的一些不愉快的事情。按照我的工作习惯,我给他们的子女写了一封信,要求大致描述他们与父母之间关系紧张的原因。但我没有得到回复,因为我被子女视为父母的代理人,因此他们认为我不能保持客观的立场。子女们在家附近找到一位家庭治疗师,预约了一系列治疗访谈,家庭治疗师同时约见子女和父母。大约五次访谈之后,父亲认为是在"浪费时间"。他的妻子更宽容一些,觉得会谈有一些帮助,但说不出具体有什么收获。当家庭治疗师建议与父母进行几次会谈,以深入了解他们各自的家庭背景时,父亲开始不耐烦并有所醒悟。我当面没有说什么,内心里却暗自赞同父亲的看法,这的确是在浪费时间。父亲说:"我认为我们需要弄清楚现在正在发生什么,并且在短期内找到一种能更好进行交流的方式。"我与家庭治疗师进行了长时间的电话交流,讨论了达到上述目标的几种积极策略,此后问题得到改善。

　　另一种浪费时间的现象源于某些治疗师所持的信念，他们认为需要深入探讨病人—治疗师关系的每一个细节。在治疗进展明显且迅速进行时，这样做有什么意义呢？对于大多数个案来说，在治疗结束时我连咨客真正是怎么看我的最模糊的想法也没有。我会假设他们对我的看法是积极的，因为他们有礼貌、尊重他人、友好、合作，通常对他们的收获感到满意。但是，当治疗过程中出现困难、治疗停止、没有进展时，我的一个假设是治疗关系可能出了问题。沙弗兰指出这些问题的原因在于治疗联盟的破裂，研究结果证实他的观点是正确的（沙弗兰，克罗克，麦克梅因和默里，1990）。但我还是认为，如果治疗进展顺利、有了收获、进步明显，为什么还要浪费时间去分析所谓的"移情"？

　　还有一种浪费时间的现象：虽然咨客有能力、愿意并准备好作出改变，最终却由于治疗师只采用了非指导性和支持性方法，而导致治疗无效。霍华德、南斯和迈尔斯（1987）就不同准备水平的恰当和不恰当治疗师类型进行了讨论，并详细阐明了一系列最佳和次级方案。他们的工作早于普罗哈斯卡和迪克里门特（1992）所提出的泛理论方法（transtheoretical approach），后者强调了改变的五个阶段：预先考虑、计划、准备、采取行动和保持。我们在第一章已经接触到一些概念。基本来说，一些咨客类似街头的"橱窗观光者"，他们会因为销售人员的过度热情或积极推销而不安；另一些咨客想要购买，但仍然在犹豫；还有一些购物者确定无疑准备好近期要购物。积极行动者来逛商场时带上了现金，想要买东西。这些人不太可能对想向他们额外推销的人态度友好。

　　例如，我有一个咨客是一位小学五年级老师，她有过两次遭受身体虐待的失败婚姻，她认识到不幸源于缺乏基本的自信，这导致了被他人不恰当地对待。在读了一本关于自信女人的书籍之后，她怀着学习一些自信基本技巧的想法去咨询了一个治疗师。遗憾的是，那位医生只会作深入的分析治疗。咨客因为不自信而说不出她的不满，反而继续找那个医生咨询。医生分析了她的梦，探讨了她的家庭背景。最后,还是一个朋友劝她找别的医生治疗,所以她来到费城认知治疗中心,被转介给我。

很久以来人们就认识到咨客往往带着期望进入心理治疗,咨客的期望与治疗效果有密切联系。这位身为教师的咨客非常赞同我把治疗方法解释为是一种教育方式;由于她原来已经有了改变的愿望与准备,因此她很快地投入到自信心训练的角色扮演和行为演练中。我们讨论了"不说废话"(TNC,Take No Crap)原则的生活观,咨客非常渴望对此加以实施。在三次访谈后,她讲述了最近生活中她的几次表现自信的例子,而要是过去在那些情况下她总是表现得胆小而顺从。在第四次访谈后,我们同意结束治疗,但她可以在需要时重新回到治疗中以寻求支持。她从未退步,两年之后她打电话来说她再婚了,但还在继续实践 TNC 原则。

请注意,多模式取向治疗要求治疗要有灵活性。不要盲目坚持任何治疗计划。对于这个个案来说,似乎没有必要采用《多模式生活史调查表》来收集资料,也没有必要采用 BASIC I. D. 方案进行分析,而是直接对最突出的问题进行处理。所以,为什么还要浪费时间呢?

另外一种惊人的浪费时间现象是由万能药概念引起的。"万能药专家"鼓吹并坚信某种特殊方法或技术具有普遍有效性,这种想法迎合了过去的一种不恰当的观念,即"一种尺码适合所有人"。有些治疗师明知道很久以来生物反馈治疗对某些人是没有疗效的,却还是让每个咨客都作生物反馈治疗(米勒和德沃肯,1977)。有人毫无证据地赞美冥想具有绝妙价值,尽管事实证明,它的不良反应使一些咨客并不适合作这种治疗(例如,肯尼迪 1976;拉扎勒斯,1976a)。也许最受推崇的、普遍适用的减压方法是深度肌肉放松。我读过的所有有关减压的书籍都无一例外地强调放松训练的普遍适用性。我是哈佛大学赫伯特·本生(Herbert Benson)专题讨论小组的成员,赫伯特·本生将其放松减压技术取名为"放松反应",并热情介绍这一方法,但是在其文献中出现了很多有关*放松诱发的焦虑*的报告(例

如,海德和博尔科韦茨,1983,1984;拉扎勒斯和梅恩,1990)。有效
利用治疗时间要求立即放弃使用并没有按照预期促进健康的方法或 118
技术,而换用其他方法。治疗师需要熟练掌握广泛的有效技术,这一
点怎么强调也不为过。因此,如果放松训练引发了不适反应,治疗师
可以适当改用冥想。如果这也证明无效或引致不适,可以试用多种
想象和视觉化方法。

我喜欢打这样的比喻:种草莓的农夫会鼓励我们吃很多草莓。
"草莓有利于你的身体健康。草莓的热量低、纤维素高,含有促进健
康的维生素和矿物质。"草莓是很好的水果,但是你要是对草莓过敏,
那草莓对你就不是好东西了!事实上,咨客确实有可能对多种心理
干预技术过敏,治疗师必须及时采用恰当技术,避免诱发咨客心理过
敏反应。

我在本书的其他几处已经指出过这样一种常见观点,认为在建
立信任、和谐的治疗关系之前,治疗师进行干预是不明智的,但是这
种观点实际上导致了治疗时间的浪费。在我做实习生期间,曾被督
导师批评,因为我在首次访谈时就告诉咨客,他在工作中似乎过于被
动,往往过早放弃努力。督导师告诉我,不应该对咨客说出治疗师的
这种思索与观察,除非治疗师非常肯定咨客对此能恰当地接受。在
简明治疗中,治疗师不能为了不惹怒咨客而仅仅只是让病人感觉舒
服,这样的治疗太奢侈。感觉敏锐的治疗师会判断咨客出现什么样
的反应,如果咨客的反应是不愉快的,通常进行修复并不是困难的一
件事。每当我觉察到咨客不愉快时,我所采用的一个方法是询问他/
她:"你有何感受?"如果咨客出现任何迟疑的表现,比如眼睛向下看、
下巴绷紧、坐立不安或其他感觉不舒服的迹象,我会向他(她)解释我
的治疗性意图,如果我偏离了目标,必要时我会就此道歉。

有趣的是,有时一点善意的处理就能加速问题的解决。例如与
一对夫妻的首次访谈进行了大约十分钟后,显现出来两个问题:
(1)三十三岁的妻子对父母非常依恋和依赖,她拒绝与丈夫和四岁的
儿子移居他州,以致丈夫被迫放弃一份工作。(2)丈夫通常以退缩和

生闷气的方式处理生活中的挫折。他评论道,他的岳父母没有把他的妻子看成一个三十三岁的人,仍然当她只有二十三岁。接着我们还讨论了他们婚姻中的其他一些困难,然后我说了下面这段话:

119　"这只是我们的第一次见面。我们相互认识不到三十分钟。按大多数心理治疗学派的观点来看,我们应该花一些时间,例如几周或几个月(的时间)来建立和谐信任的关系。在某个时候,如果你们都已经对我有了信任和信心,我就可以试着坦率地告诉你们我的想法,提供一些有用的建议。但如果我现在就这样做可能只会惹恼你们,使得你们离开我。尽管我个人认为前一种做法对咨客并没有什么帮助,只是促使他们下次继续来找治疗师,这样治疗师可以挣钱。现在我该怎么做?是把初步的想法藏在心里,等你们两位觉得可以信任我、觉得我真正地把你们的利益放在心上时才说出来呢,还是我不要浪费你们的时间和金钱,现在就告诉你们我的想法呢?"

毫无疑问,他们都说我应该现在就告诉他们,不必等待。

"很好,"我接着说,"你们非常勇敢。那么就先从你开始[面对妻子]。我认为父母把你当作一个二十三岁的人来对待是不正确的,因为你现在更像一个三岁的孩子。事实上,你与父母之间的脐带还未切断,所以可能在某些方面你还像一个未出世的胎儿。[面对丈夫]你呢,遇到不愉快的事情就生闷气,而不是像一个男人那样去面对、合情合理地对其进行讨论,却像一个幼儿只能在沙箱里发泄不满。现在看看我做了些什么,我刚刚冒犯了你们两位,我这样做违背了所有治疗规则。但是,我希望我说的话对你们有帮助,会激发你们产生一些建设性的改变。"

妻子立即作出反应:"我的确与我的家庭关系非常密切……我每天给母亲打几个电话,但我不觉得这样做有什么不对。"

"哦,"我回应道,"如果你认为这是正常的,那我现在无法帮助你。"

妻子继续说:"提供给他的工作是要离开这个州到远些的地方任职,但是如果这样做可以挣更多的钱,并肯定能获得提升的话,我想我会愿意搬到那里去。"

"会吗?"我问。

"会的,肯定会的。"她回答说。

"祝贺你,"我说,"你已经从三岁变为三十三岁了。"我转向丈夫:"你对此有何看法?"

"这听起来很新鲜,"他说,"但我很高兴听到她这样说。"

"好,"我说,"但是,现在我们一起来看看我们怎么才能让你从一个容易生闷气的人变成一个温和的人。"

有时我们需要一些特殊的技巧来加快发展友好治疗关系的过程以及迅速建立良好工作联盟。例如,法院介绍一个十六岁的青少年 ¹²⁰ 到我这里来,他一来就对我说了一些污言秽语,并恶意谩骂,我接下来也进行咒骂,使得访谈变成完全可以贴上"成人语言 X 片"的标签。

他有些欣赏我的表现:"狗屁,你这家伙! 你太酷了!"他说。后来我们的治疗进行得非常好,我毫不怀疑我的那些粗话促使了治疗的进展。

另举一个例子。我曾经报道过一个个案(拉扎勒斯,1993),那是一个三十九岁衣着入时、有魅力的女性,她第一次进入我的办公室就将我仔细打量一番,然后说:"为什么你的办公室外面有坟墓?"我完全被弄糊涂了。"我的办公室外面有坟墓?"我模仿卡尔·罗杰斯的语气问道。"看看窗外吧,傻瓜!"她回答说。大多数的咨客不太可能以这种方式攻击治疗师。当治疗师在对咨客的行为作出反应时,几乎没有时间来考虑说些什么或做些什么。在这种情况下,有的治疗师可能保持沉默,有的则可能会说:"你总是这样强硬吗?"治疗师的回应内容可能是千差万别。如果此时治疗师开始自我防御,并说:"我不喜欢别人用这种方式对我说话!"那么将不利于治疗的进行。我在培训学生时,喜欢听他们的访谈录音,在不同治疗点暂停录音机,然后与大家一起讨论治疗师的反应类型是中性、积极还是消极的。

当咨客命令我"看看窗外吧,傻瓜!"时,我的反应是立即从办公室窗户望出去,看见前面人行道的草地旁开垦了两块新的花圃。虽然是早春时节,但地上已经长出了些新绿。"哦,既然你这样问我,"我说,"那我告诉你吧,那两个坟墓中有一个坟墓是埋葬了我临床工作中的一次失败,如果你对治疗不合作的话另一个坟墓就是为你准备的。"她的眼睛闪了一下,这告诉我我的回应是恰当的。她接着开了一些善意的玩笑,然后开始谈及她这次来求助的真正原因。如果当初我没有讽刺她,而是以一种乏味或严肃的方式来回应她,就像"哦,那只是一些新开垦的花圃"之类的话——我想可能很难建立必要的和谐关系,因为这个咨客非常喜欢"有幽默感的人"。事实上确实如此,我们每一次访谈都以某种友好的玩笑和笑话开始,随后才言归正传,开始谈论她来寻求心理治疗的一些重要问题。

　　幽默包括笑话、有趣的比喻和异想天开的奇闻轶事,它在心理治疗中毫无疑问有很大的作用。科维(1996)写道:"显然,我在对咨客的多年随访中发现,他们往往记得我曾讲过的笑话,并且仍然从我的'睿智讲述'中得到慰藉。"科维"沿着侯特的足迹迈向21世纪之旅"(科维和霍德斯托克,1996)一文中探讨了治疗师如何通过激发"愉快、幽默、快乐、大笑和微笑的心理状态……而不是用学究式的严肃"(第175页)来促进对一些咨客的治疗。

　　另外还有一种更为常见的浪费治疗时间的情形。有一种影响至深的荒谬说法,即如果是治疗师提出观点、策略、解决方法和决定,而不是咨客本人提出的,那么其价值和好处就会大打折扣。因此,很多治疗师等待咨客自己去看明白、得出结论、获得内省以及达到自我实现。很多情况下,这些治疗师甚至可以永远等下去!但是时间是最宝贵的,因此等待咨客去自我发现是毫无意义的。我会告知、鼓励,如果有必要还会敦促咨客考虑采取行动;我会进行观察、与他们分享我的感想、提供建议、陈述我的意见。如果咨客还没准备好听我说这些,或者没有准备好将此付诸行动,这样做也没有什么害处(虽然一些书本上写着"过早解释"是危险的)。对于这些咨客,我的体会是,可能发生的危险仅仅是他们不遵从治疗师的建议或意见而已。但是,咨客在一开始拒绝和否认了治疗师的建议之后,却往往又会接纳治疗师的这些建议,就像那是他们自己得出的结论一样。

下面是一个典型的治疗片断:

治疗师:你母亲可能认为你想辍学,所以她希望你的叔叔比利能劝说你父亲交纳大学学费。我敢断定下周比利来城里时,他会与你父亲讨论这件事。

咨客:　我不这样认为。但如果我妈妈真的要求比利这样做,他会出于自己的考虑让我父亲来决定。

治疗师:那会是些什么考虑呢?

咨客:　我不能肯定,但比利很可能会让我爸爸知道实际上他很吝啬,而比利却供三个孩子读完大学,然后继续供他们念完研究生,有点向我父亲逞能的味道。

治疗师:所以你妈妈并没有听到你对查理(他的哥哥)说要放弃学业,当她暗示你爸爸交学费时,他装作没听见吗?

咨客:　我认为查理什么都没有说。

这时,真正的问题就呈现出来了。虽然每个治疗师都知道与咨客争执常常是失策的,事实上却还是有用,因为治疗师的建议已经被"播种"在咨客"右脑"中。但是治疗师努力表述的要点必须要与家庭动力学有关。这些咨客几乎总是以间接的行为方式处事,像侦探那样猜测别人的计划和动机,相互操纵,替别人说话。过去曾有人问这个咨客为何他没有直接向父亲要钱,而是等着妈妈或别人去为他要钱。他说:"因为那样做没有用,我不想做无用之事。"

两天后咨客打来电话说:"我想和你谈一些事。我突然想到,查理很可能向周围每个人泄露了我想放弃学业的想法,这实在让我妈妈很不安。她知道这都取决于是否能付学费。所以她必然想到比利是与我爸爸谈及此事的合适人选,毕竟每个人都知道他对他自己的孩子是多么的慷慨。但我究竟为什么要躲在妈妈的围裙下面,而让比利为我做这件事? 如果我勇敢地向我爸爸要钱,你会怎么想?"

成功了!

后　记

实验室与临床之间的双向道的观点代表了我多年以来的思考。"一些治疗师在临床实践中的发现过程相当于研究,并且……如果临床中形成的观点经得起证实或反驳,就能使科学家快速进入实验室,进行对照研究来检验其疗效"(拉扎勒斯和戴维森,1971,第196—197页)。此外,"治疗师的创新是新的治疗干预技术发展进步的源泉"(戴维森和拉扎勒斯,1994,第157页)。我坚信,在今天,这种观点更有说服力。本书的观点和策略主要来自我博士毕业后三十多年的临床实践和随访调查。

随访可能是最重要的过程,从中我得出了对治疗计划的假设和推论。20世纪60年代是我对行为主义充满狂热的全盛时期,但我的随访显示很多疗效只是暂时的。咨客在接受了常规"行为治疗"后,复发率往往比我同事所认为的更高,而可怕的"替代症状"只是一个罕见原因。在对那些不能维持疗效的个案进行仔细研究之后,我意识到他们学到的应对方式范围还不够广。因此,我提倡用"广泛的行为治疗"代替正在盛行的狭隘的行为治疗,进而又发展为有七个分支的多模式方法。

相对而言,多模式方法一直以来都是简明扼要的,但在现今这个卫生保健受到管理的年代,对心理治疗更为简洁化的需求已经成为必然。能否既保持治疗焦点,加快治疗速度或步伐,又不会过于简单而忽略太多的细节?我希望读者能从本书中发现达到这个双重目标的方法。

现在将本书推崇的一些主要观点和策略概括如下:

1. BASIC I. D. 的重要性和操作简便性,及其方法(二级评估、搭桥、追踪、维度剖面图和结构剖面图）。

2. 需要一套灵活、人性化、有广泛基础、同时经验证明有效的评估和治疗方法。

3. 在恰当的治疗关系风格下选择经验证明有效的治疗方法的重要性。

4. 避免某些常见的对有效治疗过程起破坏作用的陷阱和荒谬观念。

5. 为促进获得良好疗效而在一定程度上超越治疗界限的主观意愿和能力。

6. 远离经不起证实或反驳的理论的重要性。

7. 理论整合和技术折中的危险和缺陷。

8. 积极而不是消极或纯粹反省性治疗态度的总体优势。

9. 运用 MMT 恰当、详细的技术，针对临床实践中某些常见问题，进行注重实效的内省和体验式集中练习。这些问题包括受抑制的性欲、心境恶劣和夫妻关系不良。

10. 避免某些常见的浪费治疗时间的现象。

　　但是，认真读完全书的那些用功的读者还是会碰到一些咨客对这些干预方法没有反应的情况。如果是那样的话，该怎么办呢？该向谁求助呢？显然，与同事进行讨论是一个解决办法。在现行条件下，还有几个可以采用的有效方法。

　　当我遇到困难、陷入困境、感到迷惑或者非我力所能及时，我会向以下这些人求助：

1. 我是一个现行督导小组成员之一，小组每个月举行一次督导活动。小组共有四个成员，每次大约花 2—3 小时讨论我们感到治疗困难的个案。我们相互提供解决治疗僵局的建议和意见。

2. 我与艾伦·费伊博士从 1972 年开始了密切合作，他是在曼哈顿执业的一位非常有创造力的精神科医生，在我们的合作中他给了我很多灵感和启发。

3. 我的儿子克利福德·拉扎勒斯博士的专长虽然不在我的学

术领域内,但我们相互请教解决问题的方法,有时一起见咨
客。

4. 我有很多同事在罗格斯大学工作,多年以来他们一直友好地
给予我明智的忠告与启发。

坦率地说,我常常发现这些资源远远比参加工作坊、研究院讨论
会和其他正式培训更有用。因此,我强烈建议每个治疗师都建立一
个类似的专业联系网络。但对于那些在偏远地方执业、最近的专业
同事也在几百英里之外的治疗师来说,该怎么办呢? 幸好有现代科
学技术的帮助,借助于互联网能使相隔很远的治疗师开展督导与学
习活动。治疗师除了利用互联网上的公告和其他资源之外,还可以
加入众多的心理治疗论坛。有时,我在互联网上贴出某个临床难题
的帖子,会收到很多有帮助的提示,其数目之多令我吃惊,大多数是
由我不认识的人发出的。我特别喜欢的论坛是临床心理学学会(So-
ciety for a Science of Clinical Psychology,SSCPNET)论坛,它由美
国心理协会(American Psychological Association)的第 12 分部管
理。只要不是滥用特权和机会,这是一个获得心理治疗领域中的一
些杰出思想家指点的非常好的途径。SSCPNET 在互联网上有专门
的网页。

值得注意的是,大多数美国心理学家认为有必要参加高级培训
研讨会、可颁发证书的培训项目,并获到及时的指导。但是,欧洲心
理学家只是简单阅读多模式取向的相关内容之后就开始把 MMT 用
于实践,甚至建立起多模式培训中心。我曾去荷兰访问 M．G．T.
科维博士,在他的主持下,那儿的几个治疗师已经在运用 MMT。令人
高兴的是,我发现他们对这些方法的运用非常熟练。事实上,他们已
经对某些领域的基本方法进行了提高和扩增。我还访问了斯蒂芬·
帕姆,作为伦敦多模式治疗中心的主任,帕姆已经发展出一系列培训
模式,显示了他卓越的临床和理论专长。戈德史密斯学院(附属于英
国伦敦大学)的 W．德莱顿教授也加入了该中心。在阿根廷,罗伯
托·凯尔泰斯博士及其同事们已经很好地将 MMT 用于实践,并且

举办了培训班,还把我的几本书翻译成西班牙语。

　　但是,仍然有很多专业人员看重那些要么复杂模糊、要么根本就难以理解的书籍和概念。我的观点是,任何不容易理解、记忆和运用的临床方法都不值得予以密切关注。我相信,读者会同意,本书所阐述的观念属于后者而不是前者。

附录1

多模式生活史调查表

> 本调查表的目的是了解你的详细背景资料。这些是心理治疗档案的必需内容,有利于更全面的治疗。请尽可能完整、准确地填写本调查表,这样你就能促进你的心理治疗进程。请用你自己的空闲时间回答这些常规问题,不要占用咨询时间(如果填写时需要增加附页,请自便)。
>
> 可以理解,由于本调查表涉及的大部分甚至全部资料都具有高度私密性,你可能担心这些资料会被如何处理。**个案记录是受严格保密的。**

1991 年,第二版
1980 年,第一版,名为《多模式生活史问卷》

版权归阿诺德·A. 拉扎勒斯和克利福德·N. 拉扎勒斯所有(1991)。

研究出版社
马提斯大街北(North Mattis Avenue)2612 号
  伊利诺依州夏平(Champaign,Illinois)61821

附录1

一般资料   日期:_____

姓名:_____

地址:_____

联系电话:白天_____晚上_____

年龄:_____职业:_____性别:__男__女

出生日期:_____出生地:_____宗教信仰:_____

身高:__体重:__你的体重经常波动吗?__是__否　如果答"是",波动有多大?__

你有家庭医生吗?__是__否

家庭医生的姓名:_____电话号码:_____

谁把你转介过来的?_____

婚姻状况(选择一种):__单身　__订婚　__已婚　__分居　__离婚

__寡居　__同居　__再婚:有多少次?_____

你住在:__住宅　__房间　__公寓　__其他:_____

你与谁一起生活?(检查所有的选项):__独居　__父母　__配偶

__室友　__孩子(们)　__朋友(们)　__其他人(具体说明):_____

_____

你现在从事何种工作?_____

你对现在的工作满意吗?__是__否

如果答"否",其原因是:_____

_____

你过去从事过何种工作?_____

_____

你曾经因心理困扰接受过治疗或专业帮助吗?__是　__否

你曾因心理问题或精神问题住院治疗吗?__是　__否

如果答"是",在何时何地?_____

_____

你曾经试图自杀吗?__是　__否

你的家庭成员中,有人患有"情感障碍"或"精神障碍"吗?__是　__否

你有亲属试图自杀或自杀成功吗?__是　__否

个人史和社交史

129

父亲:姓名:_____年龄:_____

职业：＿＿＿＿＿＿＿＿＿＿＿＿＿＿健康状况：＿＿＿＿＿＿

如果已经亡故,死亡年龄是：＿＿那时你多大？＿＿

死因：＿＿＿＿＿＿＿＿＿＿＿＿＿＿＿＿＿

母亲:姓名：＿＿＿＿＿＿＿＿＿＿＿＿年龄：＿＿＿＿＿

职业：＿＿＿＿＿＿＿＿＿＿＿＿＿＿健康状况：＿＿＿＿＿＿

如果已经亡故,死亡年龄是：＿＿那时你多大？＿＿＿＿

死因：＿＿＿＿＿＿＿＿＿＿＿＿＿＿＿＿＿

同胞:兄弟(们)的年龄：＿＿＿＿＿＿姐妹(们)的年龄：＿＿＿＿＿

同胞的重要信息：＿＿＿＿＿＿＿＿＿＿＿＿＿＿＿＿＿＿＿

＿＿＿＿＿＿＿＿＿＿＿＿＿＿＿＿＿＿＿＿＿＿＿＿＿＿

如果你不是由父母亲抚养长大的,哪几年是由谁养育的？

＿＿＿＿＿＿＿＿＿＿＿＿＿＿＿＿＿＿＿＿＿＿＿＿＿＿

＿＿＿＿＿＿＿＿＿＿＿＿＿＿＿＿＿＿＿＿＿＿＿＿＿＿

描述你父亲(或代父亲)的人格特征,以及对你的态度(过去和现在)：

＿＿＿＿＿＿＿＿＿＿＿＿＿＿＿＿＿＿＿＿＿＿＿＿＿＿

＿＿＿＿＿＿＿＿＿＿＿＿＿＿＿＿＿＿＿＿＿＿＿＿＿＿

＿＿＿＿＿＿＿＿＿＿＿＿＿＿＿＿＿＿＿＿＿＿＿＿＿＿

＿＿＿＿＿＿＿＿＿＿＿＿＿＿＿＿＿＿＿＿＿＿＿＿＿＿

＿＿＿＿＿＿＿＿＿＿＿＿＿＿＿＿＿＿＿＿＿＿＿＿＿＿

描述你母亲(或代母亲)的人格特征,以及对你的态度(过去和现在)：

＿＿＿＿＿＿＿＿＿＿＿＿＿＿＿＿＿＿＿＿＿＿＿＿＿＿

＿＿＿＿＿＿＿＿＿＿＿＿＿＿＿＿＿＿＿＿＿＿＿＿＿＿

＿＿＿＿＿＿＿＿＿＿＿＿＿＿＿＿＿＿＿＿＿＿＿＿＿＿

＿＿＿＿＿＿＿＿＿＿＿＿＿＿＿＿＿＿＿＿＿＿＿＿＿＿

130

你的父母是以什么方式管教或处罚你的？

_____

_____

_____

描述你对家庭气氛(也就是你成长的家庭)的印象。叙述父母亲之间和孩子之间的和谐程度。

_____

_____

_____

_____

你过去能信任你的父母吗？__是　__否

从根本上说,你过去感受到父母对你的爱和尊重吗？　__是　__否

如果你有继父/母,你的父/母亲再婚时你的年龄是：_____

有人(父母、亲属、朋友)曾经干涉过你的婚姻、职业等吗？__是　__否

如果答"是",请简要描述：_____

_____

在校期间的强项：_____

在校期间的弱项：_____

最后修完的学业(或最高学历)：_____

请根据你的儿童时代/青春期的实际情况,在下面选出恰当的选项：

__幸福的童年　　　　__没有足够的朋友　　__遭受性虐待

__不幸的童年　　　　__学校问题　　　　　__被严重地欺凌或嘲弄

__情绪/行为问题　　 __经济问题　　　　　__进食障碍

__法律纠纷　　　　　__强烈的宗教信仰　　__其他：_____

__家庭成员去世　　　__吸毒

__躯体问题　　　　　__饮酒　　　　　　_____

__被忽视　　　　　　__被严惩　　　　　_____

131　**对目前问题的描述**

请用你自己的语言描述你的主要问题的性质：_____

_____

_____

_____

_____

请用下列等级评估你的问题的严重程度：

__轻微令人不安　__中度令人苦恼　__非常严重　__极其严重　__完全无能为力

问题从何时开始？　_____

哪些因素似乎使问题加重？　_____

你尝试过的哪些方法是有用的？　_____

你对这段时间的生活的总体满意度是多少？

　完全不满意　　1　2　3　4　5　6　7　　非常满意

上个月你的总体焦虑程度有多高？

　　　　　放松　　1　2　3　4　5　6　7　　紧张

对治疗的期待

简要描述，你认为治疗会是什么样的？　_____

_____

_____

你认为治疗应该持续多长时间？ _____

_____

你认为一个理想的治疗师应该具备哪些个人品质？ _____

_____

对目前问题的维度分析

132

下面这部分内容是为了帮助你更详细地描述目前的问题，以及确定其他可能被忽视的问题而设计的。它能使我们制定全面的治疗方案，并根据你的特殊需要进行取舍。下面这部分是按照行为、情感、躯体感觉、想象、思维、人际关系和生物学因素等七个维度来组织编排的。

行为

请在下列选项中选出你经常做的行为：

__吃得太多	__失去控制	__恐惧性回避	__哭泣
__吸毒	__有自杀企图	__花钱太多	__大发脾气
__不自信	__强迫	__不能坚持做一份工作	__其他：____
__古怪行为	__吸烟	__失眠	
__喝酒太多	__退缩	__过于冒险	
__工作过于努力	__神经性痉挛	__懒惰	____
__拖延	__注意力难以集中	__进食问题	
__冲动性反应	__睡眠障碍	__攻击行为	

你有什么值得骄傲的特殊天赋或技能吗？ _____

_____

你打算开始做什么？ _____

_____

你打算停止做什么？ _____

_____

你的闲暇时间是怎么度过的？ _____

_____

你喜欢或发现哪种业余爱好或闲暇活动是令人放松的？ _____

_____

你在自我放松或享受周末和假期方面有困难吗？ __是 __否
如果答"是"，其原因是： _____

_____

_____

如果你可以有两个愿望，会是什么？ _____

_____

_____

133 **情感**

请在下列选项中选出你经常体验到的情绪：

__ 愤怒	__ 害怕	__ 愉快	__ 有希望	__ 无聊	__ 乐观
__ 苦恼	__ 恐慌	__ 矛盾	__ 无助	__ 不安	__ 紧张
__ 悲伤	__ 积极	__ 羞耻	__ 轻松	__ 寂寞	其他：
__ 抑郁	__ 羡慕	__ 后悔	__ 嫉妒	__ 满足	
__ 焦虑	__ 内疚	__ 无望	__ 不开心	__ 兴奋	

列出你的五种主要恐惧：

1. _____

2. _____

3. _____

4. _____

5. _____

你近期体验到的正性情感是什么？ _____

_____

什么时候你最可能情绪失控？ _____

_____

请描述使你感到平静或放松的情境：_____

_____

_____

躯体感觉

请在下列选项中选出你经常有的躯体感觉：

__ 腹痛	__ 肠道不适	__ 耳鸣	__ 眩晕
__ 小便时有疼 痛或烧灼感	__ 麻刺感	__ 眼泪增多	__ 多汗
__ 月经不调	__ 麻木	__ 脸红	__ 视力障碍
__ 头痛	__ 胃部不适	__ 恶心	__ 听力问题
__ 头昏眼花	__ 抽筋	__ 皮肤问题	__ 其他：____
__ 心悸	__ 疲劳	__ 口干	____
__ 肌肉痉挛	__ 抽搐	__ 皮肤有烧灼感或发痒	
__ 紧张	__ 背痛	__ 胸痛	
__ 性功能失调	__ 震颤	__ 心跳快	
__ 无法放松	__ 昏厥一阵子	__ 不喜欢被触摸	

想象

请在下面选出适合你的选项：

我把自己描绘成：

__ 愉快的	__ 被人谈论的	__ 被坑害的
__ 被伤害的	__ 攻击的	__ 被嘲笑的

134

__ 不能应对的　　__ 无助的　　　　　__ 性乱交的

__ 成功的　　　　__ 伤害他人的　　　__ 其他：_____

__ 失控的　　　　__ 掌管事务的　　　　_____

__ 被追随的　　　__ 失败的

我有：

__ 愉快的性想象　　　　　__ 诱惑人的想象

__ 不愉快的童年画面　　　__ 被爱的画面

__ 负性的身体形象　　　　__ 其他：_____

__ 不愉快的性想象　　　　　_____

__ 孤独寂寞的画面　　　　　_____

描绘一幅非常愉快的画面、内心图像或幻想：_____

_____

_____

描绘一幅非常不愉快的画面、内心图像或幻想：_____

_____

_____

描绘一幅完美的"安全地"景象：_____

_____

_____

描绘所有干扰你日常功能的持久或令人烦恼的画面：_____

_____

_____

你多久做一次噩梦？_____

135 思维

请从下列选项中选出你可以用来描述自己的词：

__聪明的　　__无足轻重的　　__不够格的　　__难以集中注　　__懒惰的
　　　　　　　　　　　　　　　　　　　　　　　意力的

__自信的　　__无用的　　__困惑的　　__有记忆力问　__靠不住的
　　　　　　　　　　　　　　　　　　　题的

__受人尊　　__邪恶的　　__丑陋的　　__有魅力的　　__不诚实的
　敬的

__志向远　　__疯狂的　　__愚蠢的　　__不能做出　　__其他：__
　大的　　　　　　　　　　　　　　　决定的

__敏感的　　__道德败坏的　__天真的　　__有自杀想法的

__忠诚的　　__考虑周到的　__诚实的　　__不屈不挠的　　　__

__值得信　　__不正常的　　__无能的　　__幽默的
　赖的

__充满悔　　__没有魅力的　__有可怕想法的　__工作努力的
　恨的

__无价值　　__不可爱的　　__内心冲突的　　__不受欢迎的
　的

你认为自己最疯狂的想法或观念是什么？ ＿＿＿＿＿＿＿＿＿＿
＿＿＿＿＿＿＿＿＿＿＿＿＿＿＿＿＿＿＿＿＿＿＿＿＿＿＿＿

你会被反复出现的想法所困扰吗？ 　__是　__否
如果答"是"，那是些什么想法？ ＿＿＿＿＿＿＿＿＿＿＿＿＿＿
＿＿＿＿＿＿＿＿＿＿＿＿＿＿＿＿＿＿＿＿＿＿＿＿＿＿＿＿

哪些忧虑可能对你的情绪或行为有消极影响？ ＿＿＿＿＿＿＿＿
＿＿＿＿＿＿＿＿＿＿＿＿＿＿＿＿＿＿＿＿＿＿＿＿＿＿＿＿

仔细阅读下面每个条目，请在最能准确地反映你的意见的数字上打
钩：

（评分标准：1 非常反对；2 反对；3 无所谓；4 同意；5 非常同意。）

我不应该犯错。　　　　　　　　　　　　　　1　2　3　4　5

我应该擅长我做的每一件事。　　　　　　　　1　2　3　4　5

我应该不懂装懂。　　　　　　　　　　　　　1　2　3　4　5

我不应该向外泄露个人信息。 　　　　　1　2　3　4　5

我是环境的牺牲品。 　　　　　　　　　1　2　3　4　5

我的生活被外在力量所左右。 　　　　　1　2　3　4　5

别人比我幸福。 　　　　　　　　　　　1　2　3　4　5

取悦于他人非常重要。 　　　　　　　　1　2　3　4　5

谨慎行事;不要冒险。 　　　　　　　　1　2　3　4　5

我不配开心起来。 　　　　　　　　　　1　2　3　4　5

如果我忽视我的问题,它们会自动消失。 　1　2　3　4　5

我有责任让别人开心。 　　　　　　　　1　2　3　4　5

我应该争取尽善尽美。 　　　　　　　　1　2　3　4　5

从根本上说,做事只有两种方法——正确的和错误的。 1　2　3　4　5

我永远都不应该感到心烦。 　　　　　　1　2　3　4　5

136 人际关系

友谊

你很容易结交朋友吗? 　__是 __否　你与他们保持联络吗? __是 __否

上中学时你经常约会吗? __是　__否　上大学时呢? __是　__否

你曾被欺凌或耻笑吗? 　　__是　__否

请描述下列人际关系:

愉快的 :＿＿＿＿＿＿＿＿＿＿＿＿＿＿＿＿＿＿＿＿＿

＿＿＿＿＿＿＿＿＿＿＿＿＿＿＿＿＿＿＿＿＿＿＿＿＿

悲伤的 :＿＿＿＿＿＿＿＿＿＿＿＿＿＿＿＿＿＿＿＿＿

＿＿＿＿＿＿＿＿＿＿＿＿＿＿＿＿＿＿＿＿＿＿＿＿＿

请评估你在社交情境中通常感到的轻松自在的程度:

　　　　非常轻松　1　2　3　4　5　6　7　非常焦虑

你有一个或几个可以轻松自在地与其分享你最隐私想法的朋友吗?

__是　__否

婚姻（或一种忠诚的人际关系）

在你订婚之前,你与配偶认识的时间有多长?＿＿＿＿＿＿＿＿＿

在你结婚之前,你订婚的时间有多长?＿＿＿＿＿＿＿＿＿＿

你结婚多长时间了?＿＿＿＿＿＿＿＿＿＿＿＿＿＿＿＿＿＿

你配偶的年龄?＿＿＿　他/她的职业:＿＿＿＿＿＿＿＿＿

请描述你配偶的个性:＿＿＿＿＿＿＿＿＿＿＿＿＿＿＿＿＿

＿＿＿＿＿＿＿＿＿＿＿＿＿＿＿＿＿＿＿＿＿＿＿＿＿＿＿

你最喜欢配偶的是什么?＿＿＿＿＿＿＿＿＿＿＿＿＿＿＿＿

＿＿＿＿＿＿＿＿＿＿＿＿＿＿＿＿＿＿＿＿＿＿＿＿＿＿＿

你最不喜欢配偶的是什么?＿＿＿＿＿＿＿＿＿＿＿＿＿＿

＿＿＿＿＿＿＿＿＿＿＿＿＿＿＿＿＿＿＿＿＿＿＿＿＿＿＿

什么原因降低了你对婚姻的满意度?＿＿＿＿＿＿＿＿＿

＿＿＿＿＿＿＿＿＿＿＿＿＿＿＿＿＿＿＿＿＿＿＿＿＿＿＿

请在下面的评分等级上标出你对婚姻的满意度:

　　　　非常不满意　　1　2　3　4　5　非常满意

你与配偶的朋友和家人相处得怎样?

　　　　非常差　　1　2　3　4　5　非常好

你有几个孩子?＿＿＿＿＿＿＿＿＿＿＿＿＿＿＿＿＿＿＿

请写下他们的姓名和年龄:＿＿＿＿＿＿＿＿＿＿＿＿＿＿

＿＿＿＿＿＿＿＿＿＿＿＿＿＿＿＿＿＿＿＿＿＿＿＿＿＿＿

你的孩子现在有什么特殊问题吗?＿是　＿否

如果答"是",请描述:＿＿＿＿＿＿＿＿＿＿＿＿＿＿＿＿

＿＿＿＿＿＿＿＿＿＿＿＿＿＿＿＿＿＿＿＿＿＿＿＿＿＿＿

137

你前(几)次婚姻的所有重要事件：＿＿＿＿＿＿＿＿＿＿＿＿＿＿＿＿
＿＿＿＿＿＿＿＿＿＿＿＿＿＿＿＿＿＿＿＿＿＿＿＿＿＿＿＿＿＿＿＿＿
＿＿＿＿＿＿＿＿＿＿＿＿＿＿＿＿＿＿＿＿＿＿＿＿＿＿＿＿＿＿＿＿＿

性关系

请描述你的父母对性的态度。在家里曾讨论过有关性的话题吗？＿＿
＿＿＿＿＿＿＿＿＿＿＿＿＿＿＿＿＿＿＿＿＿＿＿＿＿＿＿＿＿＿＿＿＿

你第一次接触性知识是什么时候，是如何得知的？＿＿＿＿＿＿＿＿
＿＿＿＿＿＿＿＿＿＿＿＿＿＿＿＿＿＿＿＿＿＿＿＿＿＿＿＿＿＿＿＿＿
＿＿＿＿＿＿＿＿＿＿＿＿＿＿＿＿＿＿＿＿＿＿＿＿＿＿＿＿＿＿＿＿＿

你第一次意识到自己的性冲动是什么时候？＿＿＿＿＿＿＿＿＿＿＿
＿＿＿＿＿＿＿＿＿＿＿＿＿＿＿＿＿＿＿＿＿＿＿＿＿＿＿＿＿＿＿＿＿
＿＿＿＿＿＿＿＿＿＿＿＿＿＿＿＿＿＿＿＿＿＿＿＿＿＿＿＿＿＿＿＿＿

你曾因与性有关的问题或手淫感到焦虑或内疚吗？＿是　＿否
如果答"是"，请解释：＿＿＿＿＿＿＿＿＿＿＿＿＿＿＿＿＿＿＿＿＿＿
＿＿＿＿＿＿＿＿＿＿＿＿＿＿＿＿＿＿＿＿＿＿＿＿＿＿＿＿＿＿＿＿＿
＿＿＿＿＿＿＿＿＿＿＿＿＿＿＿＿＿＿＿＿＿＿＿＿＿＿＿＿＿＿＿＿＿

请描述与你第一次性经历或以后的性经历有关的细节：＿＿＿＿＿
＿＿＿＿＿＿＿＿＿＿＿＿＿＿＿＿＿＿＿＿＿＿＿＿＿＿＿＿＿＿＿＿＿
＿＿＿＿＿＿＿＿＿＿＿＿＿＿＿＿＿＿＿＿＿＿＿＿＿＿＿＿＿＿＿＿＿

138　你对现在的性生活满意吗？＿是　＿否
如果答"否"，请解释：＿＿＿＿＿＿＿＿＿＿＿＿＿＿＿＿＿＿＿＿＿＿
＿＿＿＿＿＿＿＿＿＿＿＿＿＿＿＿＿＿＿＿＿＿＿＿＿＿＿＿＿＿＿＿＿
＿＿＿＿＿＿＿＿＿＿＿＿＿＿＿＿＿＿＿＿＿＿＿＿＿＿＿＿＿＿＿＿＿

请提供重要的同性恋反应或同性恋关系的信息：＿＿＿＿＿＿＿＿＿
＿＿＿＿＿＿＿＿＿＿＿＿＿＿＿＿＿＿＿＿＿＿＿＿＿＿＿＿＿＿＿＿＿

_____

_____

请记录前面没提到,而你关心的与性有关的问题:_____

_____

_____

_____

其他人际关系

你工作中的人际关系有什么问题吗？__是 __否

如果答"是",请描述:_____

_____

请填写下述内容:

别人能伤害我的一种方式是:_____

_____

我可能让你感到震惊的是:_____

_____

我的配偶(或男朋友/女朋友)把我描述成:_____

_____

_____

我最好的朋友认为我是:_____

_____

不喜欢我的人有:_____

_____

你现在因过去曾被拒绝或失恋而苦恼吗？__是 __否

如果答"是",请描述:_____

_____

_____

139 **生物学因素**

你目前对身体健康有什么担心吗？__是　__否

如果答"是"，请具体说明：_____

_____

_____

_____

请列出你现在服用的所有药物：_____

_____

_____

你每日三餐都吃平衡膳食吗？__是　__否

你有规律地参加体育锻炼吗？__是　__否

如果答"是"，参加何种锻炼，多久一次？_____

_____

_____

请列出你自己或家庭成员的所有重大身体健康问题：_____

_____

_____

_____

请描述你曾做过的手术（写出日期）：_____

_____

_____

_____

请描述你的身体残疾：_____

_____

_____

月经史

月经初潮年龄：_____此前有人告诉过你有关月经的事吗？__是

__否

月经初潮时你感到震惊吗？ __是 __否   月经规律吗？ __是 __否

每次月经持续多久：_____   有痛经吗？ __是 __否

月经期间你的情绪受影响吗？ __是 __否

末次月经的日期：_____

选出符合你情况的选项：

140

	从不	偶尔	有时	经常	每天
肌肉乏力					
镇静剂					
利尿剂					
减肥药					
激素					
安眠药					
阿司匹林					
可卡因					
止痛药					
麻醉药					
兴奋剂					
迷幻剂（如 LSD）					
泻药					
香烟					
烟草（具体说明）					
咖啡					
酒精					
避孕药					
维生素					
吃得太少					

吃得太多					
吃垃圾食物					
腹泻					
便秘					
胀气					
消化不良					
恶心					
呕吐					
心痛					
头昏眼花					
心悸					
疲劳					
过敏					
高血压					
胸痛					
呼吸短促					
失眠					
嗜睡					
易醒					
早醒					
耳痛					
头痛					
背痛					
容易碰伤或出血					
体重问题					
其他：					

结构剖面图

指导语：请根据你的情况，在 1—7 分的范围内给下列维度打分，"1"
表示程度最低，"7"表示程度最高。

行为	一些人被描述为"实干家"，他们倾向于行动，喜欢使自己忙忙碌碌，把事做完，承担各种各样的任务。你在多大程度上是这样的实干家？	1 2 3 4 5 6 7
情感	一些人很容易动感情，他们可能会表达出来或不表达。你有多情绪化？你对事物的体验有多深？你有多热情？	1 2 3 4 5 6 7
躯体感觉	一些人非常看重躯体感受，例如性、食物、音乐、艺术以及其他"感官快乐"等。另一些人对轻微的疼、痛和不适非常敏感。你对你躯体感觉的感受有多强？	1 2 3 4 5 6 7
内心想象	你沉浸到幻想或白日梦之中的程度有多深？这不同于思考或计划。这是"用图像来思考"，把真实或想象的内容视觉化，使你在精神世界里徜徉。你沉浸于想象的程度有多深？	1 2 3 4 5 6 7

思维	一些人非常擅长分析,喜欢制定计划。他们喜欢对事物进行推理。你在多大程度上是一个"思考者"和"计划者"?	1 2 3 4 5 6 7
人际关系	其他人对你有多重要？这是你对自己作为一个社会的人的评估。亲密的友谊、被他人吸引的倾向、对亲密感的渴望对你来说有多重要？与此截然相反的另一端是"不合群的人"。	1 2 3 4 5 6 7
生物学因素	你身体健康吗？有健康意识吗？你避免抽烟、过度饮酒、喝太多咖啡、吃得太多这类坏习惯吗？你有规律地锻炼身体、睡眠充足、避免吃垃圾食物、总体上关心自己的身体健康吗？	1 2 3 4 5 6 7

142 你认为治疗师应该了解你哪些重要的童年时期(或其他)的记忆和经历,请将它们描述出来:

_____

_____

_____

_____

_____

_____

_____

附录 2

结构剖面图调查表

请在下列每个条目前面的画线处,填上最能准确反映你的观点的数字:

非常反对	中等反对	稍微反对	既不赞同也不反对	稍微赞同	中等赞同	非常赞同
1	2	3	4	5	6	7

姓名:_____   日期:_____

1. ____ 我往往仔细地制定计划并反复考虑。

2. ____ 我经常"以图像的方式"来设想当时的情境。

3. ____ 做决定时,我经常凭感觉和情绪来决定我应该怎么做。

4. ____ 基本上,我的身体非常健康。

5. ____ 我能在头脑中形成清晰的图像。

6. ____ 我得到了充分的休息和放松。

7. ____ 我很可能被描述为"积极的、精力充沛的人"。

8. ____ 我 不会被描述成一个"孤独的人"。

9. ____ 我是一个非常活跃的人。

10. ____ 我是一个"合群的人"。

11. ____ 我有良好的营养习惯。

12. ____ 大多数时候,我宁愿与别人待在一起,不愿孤单一人。

13. ____ 我经常从事智力(认知)活动。

14. ＿＿＿我想象时能形成生动的画面。

15. ＿＿＿我避免过多进食、过度饮酒,远离有害的物质如毒品、烟草等。

144 16. ＿＿＿我熟悉我的感觉——我所看到、听到、尝到、闻到和触摸到的东西。

17. ＿＿＿友谊对我来说非常重要。

18. ＿＿＿我认为自己是有情欲的、性感的。

19. ＿＿＿我通常在采取行动之前经过一番仔细考虑。

20. ＿＿＿我了解我的感官对不同刺激的反应方式。

21. ＿＿＿我是一个想象力丰富的人。

22. ＿＿＿我有非常深刻的感受和见解。

23. ＿＿＿我能对大多数事情进行充分的推理。

24. ＿＿＿我忙忙碌碌地做事。

25. ＿＿＿我更常用图像而不是文字来考虑问题。

26. ＿＿＿我把自己的身体照料得很好。

27. ＿＿＿我把时间安排得满满的,并且忙个不停。

28. ＿＿＿我对我的感受和情绪非常关注。

29. ＿＿＿我有几个密友。

30. ＿＿＿我对我的躯体感觉非常关注。

31. ＿＿＿我是一个非常情绪化的人。

32. ＿＿＿我对事物的分析非常透彻。

33. ＿＿＿我的情绪容易被唤起和/或改变。

34. ＿＿＿我充满活力。

35. ＿＿＿我的五种感觉中的大多数都非常灵敏(嗅觉、味觉、视觉、听觉和触觉)。

《结构剖面图问卷》计分要点

- 行为：　　　7, 9, 24, 27, 34
- 情感：　　　3, 22, 28, 31,33
- 感觉：　　　16, 18, 20, 30, 35

- 想象：　　　2，5，14，21，25
- 认知：　　　1，13，19，23，32
- 人际关系：　8，10，12，17，29
- 药物/健康：4，6，11，15，26

扩展结构剖面图

姓名：＿＿＿＿＿＿＿＿＿＿＿　日期：＿＿＿＿＿＿＿＿＿＿＿

人格的七个维度

1. 做……行动＝	行为	B
2. 情绪……心境,情感＝	情感	A
3. 感觉……（视觉、听觉、触觉等）＝	感觉	S
4. 想象……幻想……视觉化＝	想象	I
5. 思考……解释……"自我对话"＝	认知	C
6. 社交的……关系的＝	人际关系	I
7. 生物的……身体的……健康＝	药物	D

1. 行为

"行为"是我们的行动、反应和操行。行为是指我们在各种情况下或某些特定的情况下如何表现。行为的例子包括：睡觉、进食、打网球、哭泣、行走、大叫、看电视、阅读、骑自行车等等。因此，我们所做的每一件事都可以被看作是一种行为。

一些人被描述为"实干家"——他们倾向于行动；喜欢忙碌，把事做完，承担各种各样的任务。请按下面的评分等级，在最能反映你在多大程度上是个实干家的数字上打钩。

很不像			中等像			非常像
1	2	3	4	5	6	7

在下面的空白处,写下你希望做得更少以及希望做得更多的至少一 [146]
种具体行为。

● 我希望做得更少(或停止做)的是:
● 我希望做得更多(或开始做)的是:

2. 情感

"情感"是*感受*、*心境*和*情绪*的心理学术语。一些情感是积极的
(例如快乐),而另一些是消极的(例如抑郁)。情感的其他例子有:幸
福、烦恼、满足、焦虑、嫉妒、愤怒、兴奋、内疚和羞耻。

一些人非常情绪化,他们可能会把情绪表达出来或藏在心里。
你的情绪化程度有多高? 你对事物的体验有多深? 你有多热情?

非常少			中等			非常多
1	2	3	4	5	6	7

请在下面的空白处,写下你希望更少体验的至少一种情感,以及
你希望更多体验的一种情感。

● 我希望更少体验的情感是:
● 我希望更多体验的情感是:

3. 感觉

"感觉"指人类的五种基本感觉:*视觉*、*听觉*、*嗅觉*、*触觉*和*味觉*。
此外,感觉维度还包括情欲和性欲的成分。有时,感觉体验是令人愉
快的(例如,性亲密感,新鲜玫瑰花的香气,苹果馅饼的美味),而另一
些情况下感觉可能是令人不愉快的(例如,脖子僵硬的疼痛感,紧张
性头痛,臭鸡蛋的气味)。

一些人很注重感觉体验,例如性、艺术、食物、音乐和其他"感官

快乐"。一些人经常关注他们的感觉,尤其关注愉快和不愉快的内在
体验(例如,内心的平静和放松感,轻微的疼痛和不适感)。你对自己
的身体感觉的感受有多强?

非常少			中等			非常多
1	2	3	4	5	6	7

请在下面的空白处,写下你希望更少体验的感觉,以及你希望更多体
验的感觉。

● 我希望更少体验的感觉是:

● 我希望更多体验的感觉是:

147

4. 想象

"想象"是指人们对实际或想象中的事物、事件或情境在*头脑中*
形成图像或画面的能力。当我们幻想、做白日梦或用我们的"心灵眼
睛"看见画面时,我们就在进行想象。

你沉浸于幻想或白日梦程度如何?你通过"图像来思考"或以想
象的画面来看待事物的情况有多少?画面有多清晰?(这不同于思
考或计划的形式。)你沉浸于想象的程度有多深?

非常少			中等			非常多
1	2	3	4	5	6	7

请分别写下你希望少想象以及希望多想象的一件或一件以上事
物、事件或情境。

● 我希望少想象的是:

● 我希望多想象的是:

5. 认知

"认知"是思考或获取信息的心理能力或过程。推理、知识和想
法构成了认知。人们的思维常常以内心"自我对话"形式进行。"自

我对话"是我们所有的人都会的默默对自己说话的倾向,能告诉我们自己内心深处的想法。有时,我们的自我对话或认知使我们自我感觉良好。例如,当我们告诉自己"那件事情我真的做得挺好"或"我的确是个好人"之类的话时,我们往往感觉良好。但是,另一些时候,我们的认知可能会使我们对自己感到不满。例如,当我们告诉自己"我永远都学不会这个"或"我真的是一个无用的人"之类的话时,我们往往会产生不愉快的感受。

　　一些人可能被描述为"思考者"或"计划者",他们非常擅长分析和反思,往往对事情有全面的考虑。你"对自己说话"的情况有多少?你在多大程度上认为自己是一个思考者或计划者?

　　　　非常少　　　　　　　　中等　　　　　　　　非常多

　　　1　　　2　　　3　　　4　　　5　　　6　　　7

请在下面分别写下你希望少考虑的一些想法,以及你希望多考虑的一些想法。

● 　我希望少考虑的想法是:

● 　我希望多考虑的想法是:

6. 人际关系

　　我们大多数人生活在有丰富社交关系的环境中,我们经常与他人在各种场合下交往。不足为奇,我们的一些人际交往是令人愉快的(例如,做爱,友好地玩牌),而另一些则不是这样(例如,争斗和争吵)。

　　这是你对自己作为一个社会人的评估。别人对你有多重要? 亲[148]密的友谊对你来说有多重要? 对亲密感的渴望、被他人吸引的倾向对你来说有多重要? 与此相反的是一个"不合群的人"。在多大程度上你是一个"合群的人"?

　　　　非常少　　　　　　　　中等　　　　　　　　非常多

　　　1　　　2　　　3　　　4　　　5　　　6　　　7

请在下面分别写下你希望减少的人际关系或社会活动,以及你希望增加的人际关系或社会活动。

● 我希望减少的是:

● 我希望增加的是:

7. 药物/生物学/健康因素

自从呱呱落地开始,我们在本质上就是生物学和生物化学的产物,受到体内和大脑中化学物质活动的支配。我们做的很多事(也就是我们的很多行为)会影响我们的生物性,从而影响我们的思维、行为和感受。人类个性的生物性方面包括我们日常的进食和锻炼习惯、饮酒量、是否吸烟或吸毒、是否应该减肥或有更规律的睡眠等等。

你身体健康吗?你有健康意识吗?你避免吸烟、过度饮酒或喝咖啡、过多进食这类的坏习惯吗?你有规律地锻炼身体、保障充足睡眠、限制进食垃圾食品,并能照顾好你的身体吗?

非常少			中等			非常多
1	2	3	4	5	6	7

请在下面分别写下你希望减少以及增加的与生物学因素有关的情况。

● 我希望减少的是:

● 我希望增加的是:

评论或其他资料

[这里的空白留给咨客记录任何想添加的内容。]

婚姻满意度问卷(修订版)

姓名:＿＿＿＿＿＿＿＿＿＿　日期:＿＿＿＿＿＿＿＿＿＿＿＿＿＿

指导语

1　2　3　4　5　6　7　8　9　10

不满意　　有些满意　　非常满意

　　在每个条目后面的第一道横线上,请填写能最准确、真实地反映你目前对婚姻/关系或配偶/伴侣感受的数字。在第二道横线上,写下如果你的配偶/伴侣也在填写这份问卷,你估计他(她)会在这个条目上填写的数字。请尽快填写问卷,不要在每个条目上花太多的时间。

我

1.对我们彼此互相交流的数量感到满意。	＿＿　＿＿
2.对我们彼此互相交流的质量感到满意(例如,令人愉快的、有建设性的,而不是无感情的、敌对的等)。	＿＿　＿＿
3.对我们的性生活感到满意。	＿＿　＿＿
4.对我们花费/管理钱财的方式感到满意。	＿＿　＿＿
5.对我们在一起的时间的量感到满意。	＿＿　＿＿
6.对我们共同的社交生活和朋友感到满意。	＿＿　＿＿

7. 对我的配偶/伴侣承担的父亲/母亲角色感到满意（如果你们没有孩子,就对没有孩子这件事的满意度打分）。	____　____
8. 认为我的配偶/伴侣是"站在我这一边的"。	____　____
9. 对我们共同度过的闲暇生活感到满意（例如度假、运动、外出等）。	____　____
10. 基本上同意我的配偶/伴侣对生活的看法（例如价值观、宗教信仰、政治观点等）。	____　____
11. 对自己在爱情上的付出和得到感到满意。	____　____
12. 能信任我的配偶/伴侣的言行。	____　____
13. 对我的配偶/伴侣的抽烟、喝酒及其他习惯感到满意。	____　____
14. 对我与我的配偶/伴侣家庭成员的关系感到满意（例如,他或她的父母、同胞以及其他亲属）。	____　____
15. 对我的配偶/伴侣与我自己的家庭成员（也就是你的父母、同胞等等）的交往方式感到满意。	____　____
16. 对我的配偶的总体外在形象感到满意。	____　____

说明

单个项目评分的价值比总评分大。总分介于16—160分之间,80分以下提示对婚姻明显不满。有时探讨单个项目的评分能提供非常有价值的信息,如询问某个项目为什么得9分或10分而另一个项目只得了3分或4分,分析填表人所估计的配偶评分与配偶的实际评分之间的差异等。

1995 年论文

不同类型的折中与整合：注意危险[①]

阿诺德·A. 拉扎勒斯[②][③]

只有当某种障碍还没有经充分证实的治疗方案，或者确定的治疗方法没有取得所期待的效果之时，采用折中的立场才是正确的。但是在选择那些可能有效，但仍需得到科学验证的方法时，必须非常谨慎。人们非常容易把观察与理论相混淆，也很容易因接受过多的观点而模糊问题的实质。治疗师运用心理动力学家的某些方法或格式塔治疗师的某些典型技术，并不意味着他（她）就在"进行精神动力治疗"或格式塔治疗。不同理论的简单混合并不能因此产生一种更强有力的治疗技术，但是很多临床治疗案例表明吸收不同流派的技术可以大大丰富治疗师的治疗技术与方法。本文通过简要介绍对一位广场恐惧症妇女所进行的折中治疗，来强调折中与整合治疗的利与弊以及危险。

关键词：治疗选择；理论结合；行为干预；广场恐惧症；心理动力学与应用心理学；积极成分

① 本文是 1994 年 6 月 22 日我在法国里昂第二届国际心理治疗整合与折中大会的演讲稿的修订版。非常感谢约翰·C. 诺克罗斯博士代表我在大会上宣读了这篇论文。
② 新泽西州，新不伦瑞克，新泽西州立大学罗格斯，应用与职业心理学研究院。
③ 通讯地址：阿诺德·A. 拉扎勒斯，56 赫伦镇（Herrontown）行政区，普林斯顿，新泽西州，08540 - 2924。《整合心理治疗杂志》1995 年第 5 卷第 1 期。

导　言

一名男子走进酒吧，要了一杯啤酒，然后给酒吧男招待讲了一个
悲伤的故事。他年迈体弱的父母双双病情恶化，因此不得不把他们
从佛罗里达州转入其三个子女的居住地新泽西州的一间疗养院。为
此他往返于新泽西州与佛罗里达州之间数次，与疗养院的工作人员
进行协商，取消父母在佛罗里达州公寓的租约，并对他们的财产进行
安排和保管。他有一个弟弟和一个妹妹，他要求大家至少一周探望
父母四次，虽然弟妹都同意放下工作来协助他照料父母，二人的住所
离疗养院也只有 10—15 分钟的路程，但实际上他们很少去看望父
母。弟弟妹妹对父母明显的不关心，以及让他一人承担照顾父母的
责任令他越来越生气。他的妻子对此也感到愤怒，但也对他没有坚
持让弟弟妹妹来分担对父母的责任感到惊讶。"我对此很不高兴，"
他说，"我感到愤怒、迷茫、心烦和郁闷。"

这个酒吧服务生虽然只念到高中就辍学了，却给了他一些建议。
"我想，作为大哥，"他说，"你应该批评他们，并且敦促他们从今往后
承担起自己的责任。"这位服务生是不是在做某种"心理治疗"？无论
我们如何命名这个过程，但自古以来当一个人告诉另一个人他（她）
的苦恼，表达悲伤和痛苦，就会得到对方的支持或劝告。

如果这个服务生是一个夜间出来挣点外快的罗杰斯主义者或患
者中心咨询师的话，情况又会怎样呢？他可能不会提出建议，而是对
这个人的情感状态进行反馈，表达共情与温暖。"我能听出来你为此
是多么的烦恼，"他可能说，"你是多么愤怒、迷茫和心烦。"这是心理
治疗吗？

如果这个服务生非常精通家庭系统理论，他可能说："在我看来，
你和你的弟弟妹妹似乎处于一个三角关系。作为老大，你承担了一
个照顾者的角色，并且作出了很大的牺牲。"

152

　　一个以理性情绪治疗为取向的服务生可能指出，正是由于他对自己规定的绝对化命令才使自己心烦和愤怒，而且他还很可能要求写下弟弟妹妹*应该、应当*或*必须*做什么，或他必须每周要去看望父母四次的原因。

　　如果这个服务生碰巧是个行为治疗师，也许他会强调其根本问题在于这个人缺乏决断性，并会提议进行一些角色扮演和行为演练，如此等等。可见治疗师的理论取向在很大程度上决定了在哪种情况下说什么或不说什么、怎么说、何时说、为什么说，以及是否运用或不用某种技术。"心理治疗"所用到的策略非常多。治疗策略可以从沉思性的倾听直至大胆地给予重击和发出尖叫。是否存在一个正确的最佳的治疗方法？在我们这个假设的例子中，有谁能证明那个未受过心理治疗训练的服务生所做的干预比受过专业训练的治疗师更好还是更差？斯特鲁普和哈德利（1979）比较早地揭示出一组专业治疗师所做的治疗疗效不见得比那些没有接受过治疗培训却敏锐而关爱的人的治疗疗效更好。但其中有一些巧合。

治疗选择

　　在那些有中度焦虑、挫败感或哀伤、轻度抑郁、稍微有些迷茫、不开心、有一点内心冲突等诸如此类的人当中，大约有 85％很可能对任何形式的治疗都有同样好的反应，或者他们可能不需要任何正式的治疗就能摆脱痛苦，得以康复（兰伯特，1992）。但这并不包括那些符合各种疾病诊断标准的多数病人，例如强迫症、进食障碍、创伤后应激障碍、惊恐障碍、性障碍、双相情感障碍、各种人格障碍、精神分裂症以及各种习惯性障碍等。同样，大多数特定情境恐惧、药物或酒精依赖、各种形式慢性疼痛的患者也往往需要选择特定的治疗方法进行治疗。

　　例如，如果一个广场恐惧症患者接受了内省取向的治疗，或荣格式梦的分析,或深入的相互作用分析,不可能产生积极的疗效(根据病人能自由外出而无焦虑来判断),除非治疗方案中包括了某种形式的暴露疗法(弗洛伊德,1919)。正如巴洛(1988)所说:"全世界的研究者都已经确切无疑地论证了现场暴露是广场恐惧症行为治疗的核心要素,这个方法比很多可靠的其他心理治疗方法都明显有效得多。"(第 407 页)这里我想强调的是,实际上任何可靠的心理治疗流派都能帮助很多焦虑或抑郁的神经症病人,但是,对于那些有更严重的功能丧失、难以治疗的病人来说,需要选择特定的治疗方法(拉扎勒斯,1991)。

因此,当二十八岁的 W 夫人抱怨过去的一年里,每当丈夫不与其一起外出,她一个人离开家就会感到无法忍受的焦虑和惊恐时,我在询问病史并建立良好的治疗关系之后,对她采用了逐渐*现场脱敏*的干预方法。她填写的《多模式生活史调查表》(拉扎勒斯和拉扎勒斯,1991)揭示了她还存在几个其他的问题(例如婚姻不和谐,与哥哥关系紧张,对父母有敌意以及与低自尊和不自信有关的问题)。我将以 W 夫人为例阐明技术折中治疗的好处,并概述几种理论整合技巧。

很多治疗师犯的第一个错误是认为 W 夫人的其他问题*必然*与其广场恐惧症有关。实际上可能有关,也可能没有关系。她担心在购物商场昏倒而害怕独自外出,也许是因为病毒感染的结果。但是无论她的婚姻和家庭关系紧张与其恐惧性回避有无直接或间接的关系,都需要得到改善,包括自尊问题和缺乏自信心。通常应该先处理的是咨客认为最突出的问题。因此我先教她放松和横膈膜式呼吸技巧,紧接着是进行现场脱敏。我们先进行短距离的步行,然后各自开车前行。随着治疗的进行,我们行驶的距离越来越长,而且我们之间相隔也越来越大。接着病人的丈夫也被邀请到治疗中,因为配偶的参与往往能提高疗效(巴洛,1993;卡尔泰、图罗夫斯基和巴洛,1994)。

治疗到目前为止似乎没有必要进行折中或整合治疗,主要还是遵循科学验证的结果而提示需要进行行为干预(例如巴洛,1988;沃尔普,1958,1990)。但是,在几次现场远足暴露治疗过程中和结束后,当 W 夫人把令人烦恼的闪回与真实或想象的记忆(例如父母不恰当的责难、被同龄人拒绝和羞辱的令人苦恼的画面,以及被抛弃的感觉等等)联系起来时,单纯的行为治疗似乎是不够的。必须再次强调的是,这些额外的问题可能会影响患者的广场恐惧症发作,也可能无关。不过,当发现更深层次的问题时,还是有必要进行处理的。

　　起初我们采用了角色扮演这种形式,我们尝试让 W 夫人面对父亲表达她储积已久的怨恨。当她含蓄地指出我没有神似而恰当地捕捉到或表达出父亲的语调与行为时,我们就把角色扮演改为双椅或空椅技术。首先,她想象父亲正坐在那张空着的椅子上,她对着那把空椅子说话,然后她走过去坐在原先的空椅子上,此时她的角色就变成了父亲,以父亲的身份说话,这样,她似乎获得了更加真实的感受。这种方法使她很大程度地表达了情绪,她自己称之为"宣泄"。

某 些 陷 阱

155

　　这里我们可以把上面所提到的空椅技术视为一种"折中"或"整合"治疗。首先,我们唤起了过去的记忆(这是精神分析师的工作);其次,我们运用了一种源于格式塔治疗和心理剧的方法(空椅技术)。接着,W 夫人把她被抛弃的感觉与某个"遗忘的记忆"联系起来,那时她大约四岁,她妈妈因为必须接受外科手术而只得把她送到养父母家住了几个星期。治疗到这时,看上去我们似乎要进入更深层次的心理动力学领域了;实则不然,让我们来探讨几个会引起潜在混淆的问题。

　　我认为,说我除了在作行为治疗之外还进行格式塔治疗、心理剧、心理动力学治疗是一个很大的错误。我虽然借用了不同流派的技术,但治疗仍然保持在社会与认知学习理论的框架之内(例如:班杜拉,1986)。

　　这种技术的折中（technical eclecticism）（拉扎勒斯，1967，1989，1992；拉扎勒斯、博伊特勒和诺克罗斯，1992；拉扎勒斯和博伊特勒，1993；拉扎勒斯，1967，1989，1992；拉扎勒斯、博伊特勒和诺克罗斯，1992；拉扎勒斯和博伊特勒，1993）能允许治疗师从任何治疗流派中选择技术，而不必考虑技术所源自的理论。但是有人会把观察到的现象等同于理论（拉扎勒斯，1993b）。例如，我可能会察觉某个人转移了愤怒或否认其愤怒，但这并不意味着我因此就认为这是心理动力学理论中所指的防御机制。

　　又如，当 W 夫人讲述其童年经历，沉湎于四岁时与妈妈分离的痛苦之中，并把这些情感与现在的感受联系起来时，这个治疗看上去、听起来像是在作精神分析或心理动力学治疗，但实际上却完全不是这样，理由如下：

　　1. 我对这个过程的理论性理解并没有涉及俄狄浦斯情结、客体关系、内驱力/结构性或自我心理学模型，也没有依靠其他心理动力学假设。相反，我是根据广泛社会学习理论及其附带关联、正性和负性强化物、认知偶然性、期望、消退等原则来看待她的反应的。其实我不需要，也没想把行为与心理动力学理论混合起来。

　　2. 我对所收集资料进行的临床处理与心理动力学治疗师的方式有明显的不同。在 W 夫人这个个案中，我几次运用了*时间流逝技术*，让她想象自己乘坐"时光穿梭机"回到过去，去看望四岁时的另一个自我。这样，二十八岁的 W 夫人面对四岁的那个还是小女孩的自己，给予支持、关爱、安慰、理解和鼓励（我把它看作是另一种形式的认知重构和脱敏。这往往能减轻病人对过去伤痛的记忆，也能使他们从童年负性遭遇的桎梏中解脱出来）。此外，我还鼓励 W 夫人进行自我对话。我建议她"一旦体验到这种被抛弃的感受，就深吸一口气，然后慢慢地呼出来，放松，反复对自己说：'我已经不是四岁的小孩子了，我是个成年人。我能够并确实感受到自己是安全的'。要理直气壮地对自己说这些话，去感受自己的力量和成熟"。但如果我是心理动力学治疗师，则会用完全不同的方式治疗 W 夫人。

　　与此类似,我采用空椅技术时既没有进行格式塔治疗,也没有进行心理剧治疗,因为我的理念与方法明显不同于其原来的形式和目的。但是,当我与一些同事讨论时,他们还是会认为我是一个"分析师"或在作"格式塔治疗"。实际上我所做的只是从不同治疗流派借鉴了一些技术,加入到我自己的理论框架中;在这个过程中,对这些技术进行了一些修改,使它们有些不同于最初的设想和应用(拉扎勒斯和梅瑟,1991)。

一个最大的误解

　　整合主义者反复提到的一种典型说法是:"我用心理动力学方法治疗某些病人,用行为治疗方法治疗另一些病人,或者我在治疗同一个病人的不同阶段分别运用这两种方法。"罗兹(1984)和瓦赫特尔(1977,1991)举例说明了上述观点。但是,我认为他们所谈的整合只是混合了两种治疗方法的表面技术元素,而绕开了本质理论的差异,但后者却是决定这两种治疗取向根本不同的基础。确实,怎么可能在本质和最根本的水平上把这两个治疗体系混合起来呢? 它们对问题的意义、起因、发展、持续、重要性和处理都有着截然不同的假设。严格说来,不可能达到真正基本的心理动力—行为的混合(见弗兰克斯,1984);但是,让我们来看看在实践中这些问题是如何融合并混淆起来的(我再次强调,治疗师可以在使用不同治疗流派技术的同时保持其理论的一致性,详情请参见德莱顿,1987)。

　　我的一个病人患有广泛性焦虑症,他拒不承认商业合并行为背后其动机的纯粹性,即他是在损害合伙人利益的情况下赚了不少钱。他描述了一些梦,梦见他的合伙人不是亲自攻击他就是雇佣人来打他。他对这些梦的联想强化了他的想法,即合伙人总是在与他作对。他否认感到内疚,并对此合理化,认为是他的合伙人恨他,而他并没有做什么不恰当的事。在进一步反思之后,他触及到他还是个孩子

157

时经常体验到的几种情感。他生动地描述了哥哥是如何威吓胁迫他,随后便把哥哥与这个合伙人等同起来。"直到现在我才意识到查理[他的合伙人]总会使我想到哈罗德[他哥哥]。"很快,他大胆提出他可能是通过损害查利的利益来对哈罗德进行狠狠的还击,因为"他们在心理上很相像"。

上面这一段间接提到了几种心理治疗方法,它们引出了病人尚未觉察到的信息,而且使他能把过去与现在的感受进行了一些似乎重要的联系。他超越了合理化和否认的心理,获得对其行为背后可能动机的领悟。我是在作心理动力学治疗吗?我认为不是。我是在使用应用心理学,用这个术语更恰当。治疗师采用的技术与心理动力治疗师使用的方法有着某些相似并不意味着他(她)就在"进行心理动力学治疗"。当治疗师识别某些防御反应并进行治疗、深入研究不同的意识水平(非意识过程)时,他并不需要利用心理动力学观点而使问题变得复杂化。其实社会和实验心理学(拉扎勒斯,1989)对"非意识过程"和"防御反应"等概念已经有了很好的阐述,其方式与心理动力学非常不同。它们不同于心理动力学理论家所认为的无意识动机理论。以前述个案为例,对咨客同胞之间竞争的一个纯粹心理动力学解释无疑要依赖"客体关系"、"自我发展"等概念。心理动力学家会进行很多其他的推论和解释,大大越过了我所接受的社会和认知学习理论的框架。同时,他们所支持的观点没有办法得到科学论证。

158　　　我想强调的是,治疗师在认清事实往往比呈现在眼前的现象更复杂时,在读懂言外之意时,或者在揭示潜在的意义或象征性事件时,并不一定要借助于任何精神分析或心理动力学理论。我的一个同事谈起他正在治疗的一个咨客,这是一名异性恋男性,由于极度恐慌会染上艾滋病而一直受到这种担心想法的困扰。同事说:"从心理动力学观点出发,我想了解他对艾滋病的恐惧是不是实际上害怕成为同性恋。"为什么这一定就是"心理动力学的思考方式"呢?根据"刺激泛化"和多种"语义分化"的观点,个体可以存在原发和继发性恐惧的等级(奥斯古德,1953)。事实上,在与我的同事探讨这个问题时,他就极力强调他不接受心理动力学最有影响的三个理论:结构理论、自体心理学和客体关系理论。因此他的想法怎么可能是"心理动力学的观点"? 前面我已经提到,治疗师可以谈到意识水平、非意识过程以及防御反应,而不需要接受任何"心理动力学"的解释。[①] 把任何形式的心理分析都称为"心理动力学"只会混淆问题。斯卡图罗(1994)则是强调这种观点的典型代表。

斯卡图罗主张在治疗惊恐障碍和广场恐惧症时,把认知行为治疗与精神分析取向的治疗结合起来。他从基本的行为方法开始,例如放松训练、横膈膜式呼吸、暴露和认知重构,然后说:"我医治惊恐障碍患者的临床经验使我相信,被抛弃和分离性焦虑是这些病人产生焦虑的根源。"(第 260 页)(这个结论是适用于所有的还是少部分的惊恐障碍病人?)但是,我很不赞同斯卡图罗所认为的惊恐障碍所有问题都"源于心理动力学原因"这个观点(第 256 页)。我认为社会—认知学习理论可以充分解释惊恐障碍,而且其他所有的心理问题也不必从客体关系理论或其他任何心理动力学观点来阐述原因。

由于斯卡图罗具有基本的精神分析倾向,他认为在对惊恐障碍进行行为治疗之后,有必要帮助病人理解疾病形成的早期原因,这是他的偏见。但是让我们设想一下,如果他的确证明行为治疗加上探究性心理治疗会产生更持久的疗效,那么为什么"探究"就一定必须是"心理动力学范畴"呢? 请注意我是如何用非心理动力学方法揭示 W 夫人形成疾病的重要早期原因的(包括四岁时的分离性焦虑)。她早年的"分离性焦虑"是否必定与惊恐发作有关? 是否就是斯卡图罗所说的"是她的惊恐症状的核心人际问题"呢(第 260 页)? 我认为

159

---

① 当我提到"意识水平"时,并不是在谈论弗洛伊德的意识、前意识和潜意识概念,"非意识过程"也不涉及"潜意识"情结和内心功能。"心理学的潜意识(psychological unconscious)"(参见谢夫林和迪克曼,1980)与弗洛伊德学说和新弗洛伊德潜意识学说有着很大的区别。

不是。但是无论如何，由于多模式（不是精神分析）评估法揭示了她存在"分离性焦虑"事件，因此我们还是在治疗中对此进行了干预，通过时间流逝技术和简单的积极自我对话技术（没有用心理动力学方法）解决了这个问题。

斯卡图罗有一幅案例图示显示了其行为治疗与精神动力性治疗的结合。A 夫人（起初用精神分析治疗无效）与 W 夫人个案非常相似。这两个案例的治疗有许多相同的地方，我没有发现在斯卡图罗简短性赞美文章中有任何可以标记为"精神分析"之处。但是他却坚持认为他成功地把"行为与心理动力学治疗结合起来"（第 269 页）。这种经常把任何形式对过去信息的了解都标记为"精神分析"或"心理动力学"的强烈倾向，以及把任何形式的内省或自我理解都贴上同样标签的倾向，只会把问题搅浑，导致不必要地企图混合两种本质上不相融的治疗方法。正如我多年来一直主张的那样（拉扎勒斯，1976，1989，1992），多模式评估法针对咨客的行为、情感反应、感觉、想象、认知、人际关系和生物学过程进行评估，特别是能揭示一组相互之间无关和有关的问题群——包括存在于个人内心世界和生活环境中的问题——使临床治疗者能关注到许多突出问题。但是，治疗师始终是以社会认知理论框架为其治疗的本质基础（班杜拉，1986），而不需借助于其他任何理论体系（但可以自由引用任何有效的治疗技术）。

可以整合什么

我预约了三个病人，分别是在下午两点、三点和四点。在第一个个案治疗中我说得很少。他沉浸于童年的回忆中，我只是关注地倾听着，偶尔我会问他："那时你感到愤怒吗？"或"你觉得这个事件与你倾向于保护自己不被批评的方式有关系吗？"偶尔我会作出评论或与他分享我观察到的情况。（我不做诸如——因为 Y 所以你做了或体

验到 X——之类的解释,因为这会让我觉得自己有些专横,)我会说:
"我似乎感觉到你对性的不安全感可能与你的青春期记忆有关"或　160
"我不确定你妈妈是否一定希望你相信它。"我的评价是允许讨论的,
如果咨客不同意我的观点,他或她不必压制自己的观点。我发现心
理动力学的解释与基于行为的解释性建议之间有很大的差异。但
是,如果一个不了解我或我的理论取向的人在看了我的访谈录像带
之后,很可能会认为我是一个开业的分析师或精神动力治疗师。

相反,在治疗第二个咨客时,我显得非常活跃,与咨客一起争论,
积极地分析功能不良性信念,并且常常运用苏格拉底式询问方法。
观察者则可能会认为我是"认知治疗师"。

第三位咨客则在治疗中一直为两个即将到来的重要生活事件进
行排练,包括在颁奖典礼上接受公司年度最佳创新设计师奖时的感
谢辞,以及如何自信地与母亲就一次未解决的争吵进行交流,而不是
以羞怯或攻击性的方式说话。我在治疗中运用了角色扮演和社交技
能训练技术,这会使人立即把我想成是行为治疗师。

我想在此强调的是,下午两点钟时我不是在作精神分析治疗,三
点钟时不是在作认知治疗,四点钟时也不是在作行为治疗。事实上,
我在两点钟时运用了倾听和内省技术,三点钟时运用了认知重构技
术,四点钟时运用了行为排练技术。我是根据我对咨客特殊需求和
期待的理解而选择恰当的技术,这样做是源于我的实践证明不同治
疗方法有助于获得好的疗效。作为技术折中,我运用操作技术或精
神分析技术而不考虑其*理论*。我不会整合任何理论观点,而是如同
我所主张的那样,我一直都在广泛社会认知学习理论的框架之内整
合各种技术进行治疗。

多年以来,我一直强调将不同的理论混合起来很可能只会导致
极大的混乱。太多表面上兼容的观点在仔细审查之后却被发现是相
当矛盾的。此外,我没有看到过一个案例证明不同理论的混合能产
生一种更为有效的治疗技术。但是我要重申的是,我见到过很多选
择不同治疗流派技术而使治疗师的治疗资源库得到丰富的例子。

（希望了解整合心理治疗领域内正热门的异质程度的读者，可以读诺克罗斯和戈德弗瑞德 1992 年撰写的一本很好的手册。）

  "整合"这一术语并不一定仅仅指理论上的融合。有人会提出，对于某些病人来说，把个别治疗与团体治疗整合起来是有所裨益的，

161 而对于另一些病人来说，则需要把社会心理治疗与药物治疗整合起来。如果所谓的整合学家把焦点集中在不同治疗的合并运用上，那么整合就更可能得以继续，从而导致更加关注真正促进治疗改变的因素和步骤：把选用的恰当技术与不同的*治疗关系类型*进行匹配（博伊特勒和克拉金，1990；拉扎勒斯，1993a）。正如沃尔普（1994，私人会谈）所强调的："你相信什么理论并不重要，重要的是有哪些经验表明特定的心理治疗行为是有效的。"

对共同因素的简要评述

  正如阿尔科维兹（1989）、诺克罗斯和纽曼（1992）所强调的，有三条整合途径：技术折中、理论整合和共同因素。我已经强调过，我极力支持技术折中，虽然不鄙视理论整合，但对之报有相当大的怀疑。由于我对共同因素也存有一些疑虑，但为了完整起见，我对共同因素作一些简要评论。

  共同因素途径是探索不同治疗流派共有的核心要素，研究者着重寻找心理治疗不同流派所共同的或统一的主题。这种方法的主要倡导者（例如拜特曼，1987；弗朗克，1982；加菲尔德，1992；戈德弗瑞德，1982）已经确定了多种促进治愈的方法，如增加自我效能、提高士气、纠正情感体验、多种形式的反馈、治疗联盟的力量。

  确定共同因素可能能够证明是有些帮助的，如果真是这样，我们就能发现获得疗效的有效成分。如果我们假设弗兰克（1982）所认为的提高士气实际上是所有成功心理治疗的基础这一结论是正确的，但问题仍然存在：我们怎样才能尽最大努力提高士气呢？所以我的

观点是共同因素本身并没有告诉我们太多有价值的内容。我们仍然需要对至关重要的相似性和本质差异进行系统研究。

我所思考的最重要的问题是，如何对临床经验进行最佳评估，以及如何提出解释或治疗人类痛苦的新方法。纳兰德（1994）的建议如下："（1）亲自并细心观察疾病或适应不良的状态；（2）公正地回顾有关这个问题的所有文献资料；（3）细心留意临床迹象的每个细节，无论它是否支持观察者提出的假设；（4）承诺不对所积累资料及得到它支持的已被证实的推断之外的情况进行推测"（第 4 页）。但是，有太多热情的研究者和开业者不了解严格的研究方法，并且因过于热切而把对临床迹象进行客观评估的规定置之脑后。不成熟的整合反而会导致临床的彻底失败！

我认为只需对戈登·保罗（1967）造诣颇深的指示稍加修改，就可以得到有效心理治疗的主要指导原则：对于某个有特殊问题的个体来说，在*哪种*治疗设置下、由*谁*来做治疗、作*什么*治疗是最有效的？不可能在信奉这个格言的同时仍然让思想局限于任何一种流派。认真思考什么对于这个个体（或夫妻、家庭和团体中的这些个体）来说是真正最好的治疗，将使我们从受训和迷信的束缚中解放出来，使我们能为前来寻求帮助的人提供最大的帮助。

致　　谢

感谢哈尔·阿尔科维兹和一个匿名审查委员会，感谢他们对初稿的精辟评论，有些建议已被我采纳！

参考文献

Arkowitz，H.（1989）．The role of theory in psychotherapy integration. *Journal of Integrative and Eclectic Psychotherapy*, *8*, 8—16.

Bandura, A. (1986). *Social foundations of thought and action: A social cognitive theory*. Englewood Cliffs, NJ: Prentice-Hall.

Barlow, D. H. (1988). *Anxiety and its disorders*. New York: Guilford Press.

Barlow, D. H. (1993). Implications of clinical research for psychotherapy integration in the treatment of the anxiety disorders. *Journal of Psychotherapy Integration*, *3*, 297—311.

Beitman, B. D. (1987). *The structure of individual psychotherapy*. New York: Guilford.

Beutler, L. E., & Clarkin, J. F. (1990). *Systematic treatment selection: Toward targeted therapeutic interventions*. New York: Brunner/Mazel.

Carter, M. M., Turovsky, J., & Barlow, D. H. (1994). Interpersonal relationships in panic disorder with agoraphobia: A review of empirical evidence. *Clinical Psychology: Science and Practice*, *1*, 25—34.

Dryden, W. (1987). Theoretically consistent eclecticism: Humanizing a computer "addict." In J. C. Norcross (Ed.), *Casebook of eclectic psychotherapy* (pp. 221—237). New York: Brunner/Mazel.

Frank, J. D. (1982). Therapeutic components shared by all psychotherapies. In J. H. Harvey & M. M. Parks (Eds.), *The Master Lecture Series: Vol. 1. Psychotherapy research and behavior change* (pp. 73—122). Washington, DC: American Psychological Association.

Franks, C. M. (1984). On conceptual and technical integrity in psychoanalysis and behavior therapy: Two fundamentally incompatible systems. In H. Arkowitz & S. B. Messer (Eds.), *Psychoanalytic therapy and behavior therapy: Is integration possible?* (pp. 223—247). New York: Plenum Press.

Freud, S. (1919). Turnings in the ways of psychoanalytic therapy. *Collected Papers* (Vol. 2). London: Hogarth.

Garfield, S. L. (1992). Eclectic psychotherapy: A common factors approach. In J. C. Norcross & M. R. Goldfried (Eds.), *Handbook of psychotherapy integration* (pp. 169—201). New York: Basic Books.

Goldfried, M. R. (Ed.) (1982). *Converging themes in psychotherapy*. New York: Springer.

Lambert, M. J. (1992). Psychotherapy outcome research: Implications for integrative and eclectic therapists. In J. C. Norcross & M. R. Goldfried (Eds.), *Handbook of psychotherapy integration* (pp. 94—129). New York: Basic Books.

163

Lazarus, A. A. (1967). In support of technical eclecticism. *Psychological Reports*, *21*, 415—416.

Lazarus, A. A. (1976). *Multimodal behavior therapy*. New York: Springer.

Lazarus, A. A. (1989). *The practice of multimodal therapy*. Baltimore, MD: Johns Hopkins University Press.

Lazarus, A. A. (1991). A plague on Little Hans and Little Albert. *Psychotherapy*, *28*, 444—447.

Lazarus, A. A. (1992). Multimodal therapy: Technical eclecticism with minimal integration. In J. C. Norcross &. M. R. Goldfried(Eds.), *Handbook of psychotherapy integration* (pp. 231—263). New York: Basic Books.

Lazarus, A. A. (1993a). Tailoring the therapeutic relationship, or being an authentic chameleon. *Psychotherapy*, *30*, 404—407.

Lazarus, A. A. (1993b). Theory, subjectivity and bias: Can there be a future? *Psychotherapy*, *30*, 674—677.

Lazarus, A. A., &. Lazarus, C. N. (1991). *Multimodal Life History Inventory*. Champaign, IL: Research Press.

Lazarus, A. A., &. Messer, S. B. (1991). Does chaos prevail? An exchange on technical eclecticism and assimilative integration. *Journal of Psychotherapy Integration*, *1*, 143—158.

Lazarus, A. A., Beutler, L. E., &. Norcross, J. C. (1992). The future of technical eclecticism. *Psychotherapy*, *29*, 11—20.

Lazarus, A. A., &. Beutler, L. E. (1993). On technical eclecticism. *Journal of Counseling &. Development*, *71*, 381—385.

Norcross, J. C., &. Goldfried, M. R. (Eds.) (1992). *Handbook of psychotherapy integration*. New York: Basic Books.

Norcross, J. C., &. Newman, C. F. (1992). Psychotherapy integration: Setting the context. In J. C. Norcross &. M. R. Goldfried (Eds.), *Handbook of psychotherapy integration* (pp. 3—45). New York: Basic Books.

Nuland, S. B. (1994). The pill of pills. *The New York Review of Books*, *51*, 4—8.

Osgood (1953). *Method and theory in experimental psychology*. London: Oxford University Press.

Paul, G. L. (1967). Strategy of outcome research in psychotherapy. *Journal of Consulting Psychology*, *31*, 109—118.

Rhoads, J. M. (1984). Relationship between psychodynamic and behavior therapies. In H. Arkowitz &. S. B. Messer (Eds.), *Psychoanalytic therapy and behavior therapy: Is integration possible?* (pp. 195—211). New York:

Plenum Press.

Scaturo, D. J. (1994). Integrative psychotherapy for panic disorder and agoraphobia in clinical practice. *Journal of Psychotherapy Integration*, 4, 253—272.

Shevrin, H., & Dickman, S. (1980). The psychological unconscious: A necessary assumption for all psychological theory? *American Psychologist*, 35, 421—434.

Strupp, H. H., & Hadley, S. W. (1979). Specific versus nonspecific factors in psychotherapy. *Archives of General Psychiatry*, 36, 1125—1136.

Wachtel, P. L. (1977). *Psychoanalysis and behavior therapy: Toward an integration*. New York: Basic Books.

Wachtel, P. L. (1991). From eclecticism to synthesis: Toward a more seamless psychotherapeutic integration. *Journal of Psychotherapy Integration*, 1, 43—54.

Wolpe, J. (1958). *Psychotherapy by reciprocal inhibition*. Stanford, CA: Stanford University Press.

Wolpe, J. (1990). *The practice of behavior therapy* (4th ed.). New York: Pergamon Press.

参 考 文 献

Anderson, T. (1992). Thoughts on the nature of the therapeutic relationship. In J. S. Rutan (Ed.), *Psychotherapy for the 1990s*. New York: Guilford.

Arkowitz, H. (1989). The role of theory in psychotherapy integration. *Journal of Integrative and Eclectic Psychotherapy*, *8*, 8—16.

Bach. G. R., & Wyden, P. (1969). *The intimate enemy*. New York: Morrow.

Bandura, A. (1986). *Social foundations of thought and action*. Englewood Cliffs, NJ: Prentice Hall.

Barlow, D. H. (1988). *Anxiety and its disorders*. New York: Guilford.

Barlow, D. H., & Cerny, J. A. (1988). *Psychological treatment of panic*. New York: Guilford.

Barlow, D. H., & Craske, M. G. (1989). *Mastery of your anxiety and panic*. Albany, NY: Graywind.

Barzun, J. (1986). *A word or two before you go...* Middletown, CT: Wesleyan University Press.

Beck, A. T. (1991). Cognitive therapy: A 30-year retrospective. *American Psychologist*, *46*, 368—375.

Bemporad, J. R. (1995). Individual psychotherapy. In I. D. Glick (Ed.), *Treating depression*. San Francisco: Jossey-Bass.

Berenbaum, H. (1969). Massed time-limited psychotherapy. *Psychotherapy: Theory, Research and Practice*, *6*, 54—56.

Beutler, L. E., Consoli, A. J., & Williams, R. E. (1995). Integrative and eclectic therapies in practice. In B. Bongar & L. E. Beutler (Eds.), *Comprehensive textbook of psychotherapy*. New York: Oxford University Press.

Borys, D. S. (1994). Maintaining therapeutic boundaries: The motive is therapeutic effectiveness, not defensive practice. *Ethics and Behavior*, *4*, 267—273.

Budman, S. H. (Ed.) (1981). *Forms of brief therapy*. New York: Guilford.

Budman, S. H. (Ed.) (1995). *Forms of brief therapy*. (Update) New York:

Guilford.

Budman, S. H. (1994). *Treating time effectively : The first session in brief therapy*. New York: Guilford.

Budman, S. H. , & Gurman, A. S. (1988). *Theory and practice of brief therapy*. New York: Guilford.

Carter, M. M. , Turovsky, J. , & Barlow, D. H. (1994). Interpersonal relationships in panic disorder with agoraphobia. *Clinical Psychology : Science and Practice , 1* , 25—34.

Chambless, D. (1955). Training in and dissemination of empirically validated psychological treatments: Report and recommendations. *The Clinical Psychologist* , *48* , 3—23.

Cooper, J. E. (1995). *A primer of brief psychotherapy*. New York: Norton.

166 Craighead, W. E. (1990). There's a place for us all: All of us. *Behavior Therapy* , *21* ,3—23.

Crews, E. (1986). *Skeptical engagements*. New York: Oxford University Press.

Cummings, N. A. (1985). The dismantling of our health care system: Strategies for the survival of psychological practice. *American Psychologist* , *41* , 426—431.

Cummings, N. A. (1988). Emergence of the mental health complex: adaptive responses. *Professional Psychology* , *19* , 308—315.

Cummings, N. A. (1991). The somatizing patient. In C. S. Austad & W. H. Berman (Eds.),*Psychotherapy in managed health care : The optimal use of time and resources*. Washington, D. C. : American Psychological Association.

Cummings, N. A. , & Sayama, M. (1995). *Focused psychotherapy*. New York: Brunner/Mazel.

Davanloo, H. (Ed.) (1978).*Basic principles and techniques in short-term dynamic psychotherapy*. New York: Spectrum.

Davison, G. C. , & Lazarus, A. A. (1994). Clinical innovation and evaluation: Integrating practice with inquiry. *Clinical Psychology : Science and Practice , 1* , 157—168.

Davison, G. C. , & Lazarus, A. A. (1995). The dialectics of science and practice. In S. C. Hayes, V. M. Foulette, R. M. Dawes, & K. E. Grady (Eds.), *Scientific standards of psychological practice : Issues and recommendations*. Reno, NV: Context.

de Shazer, S. (1988). *Clues : Investigating solutions in brief therapy*. New

York: Norton.

Dreiblatt, I. S., & Weatherly, D. (1965). An evaluation of the efficacy of brief contact therapy with hospitalized psychiatric patients. *Journal of Consulting Psychology*, *29*, 513—519.

Dryden, W. (1995). *Brief rational-emotive behaviour therapy*. Chichester: Wiley.

Ellis, A. (1962). *Reason and emotion in psychotherapy*. New York: Lyle Stuart.

Ellis, A. (1994). *Reason and emotion in psychotherapy* (Revised). New York: Birch Lane.

Ellis, A. (1996). *Better,deeper and more eduring brief therapy*. New York: Brunner/Mazel.

Fairburn, C. G. (1993). *Interpersonal psychotherapy for bulimia nervosa*. Washington, DC: American Psychiatric Association.

Fay, A. (1994). *PQR: Prescription for quality relationship*. San Luis Obispo, CA: Impact.

Fay, A. (1995). Boundaries in the physician-patient relationship. *Journal of the American Medical Association*, *274*, 1345—1346.

Fay, A., & Lazarus, A. A. (1993). On necessity and sufficiency in psychotherapy. *Psychotherapy in Private Practice*, *12*, 33—39.

Frankl, V. (1967). *Psychotherapy and existentialism*. New York: Simon & Schuster.

Franks, C. M. (1982). Behavior therapy: An overview. In C. M. Franks, G. T. Wilson, P. C. Kendall, & K. D. Brownell (Eds.), *Annual Review of Behavior Therapy : Theory and Practice*, Vol. 8. New York: Guilford.

Franks, C. M. (1984). On conceptual and technical integrity in psychoanalysis and behavior therapy: Two fundamentally incompatible systems. In H. Arkowitz & S. B. Messer (Eds.), *Psychoanalytic therapy and behavior therapy : Is integration possible?* New Work: Plenum.

Gabbard, G. O., & Nadelson, C. (1995a). Professional boundaries in the physician-patient relationship. *Journal of the American Medical Association*, *273*, 1445—1449.

Gabbard, G. O., & Nadelson, C. (1995b). In reply. *Journal of the American Medical Association*, *274*, 1346.

Gergen, K. J. (1982). *Toward transformation in social knowledge*. New York: Springer-Verlag.

Goldfried, M. R., & Davison, G. C. (1994). *Clinical behavior therapy*.

(Expanded Edition). New York: Wiley.

Goodkin, B. (1981). *A therapist's notebook*. Little Falls, NJ: Lennox.

Gottman,J. (1994) *Why marriages succeed or fail*. New York: Simon & Schuster.

167 Gutheil, T. G. (1989). Patient-therapist sexual relations. *Harvard Medical School Mental Health Letter*, *6*, 4—6.

Gutheil, T. G. (1994). Discussion of Lazarus's "How certain boundaries and ethics diminish therapeutic effectiveness." *Ethics and Behavior*, *4*, 295—298.

Haley, J. (1993). *Jay Haley on Milton H. Erickson*. New York: Brunner. Mazel.

Heide, F. J. , & Borkovec, T. D. (1983). Relaxation-induced anxiety: Paradoxical anxiety enhancement due to relaxation training. *Journal of Consulting and Clinical Psychology*, *51*, 171—182.

Heide, F. J. , & Borkovec, T. D. (1984). Relaxation-induced anxiety: Mechanisms and theoretical implications. *Behaviour Research and Therapy*, *22*, 1—12.

Held, B. S. (1995). *Back to reality : A critique of postmodern theory in psychotherapy*. New York: Norton.

Herman, S. M. (1991). Client-therapist similarity on the Multimodal Structural Profile as predictive of psychotherapy outcome. *Psychotherapy Bulletin*, *26*,26—27.

Herman, S. M. (1991a). A psychometric evaluation of the Marital Satisfaction Questionnaire: A demonstration of reliability and validity:*Psychotherapy in Private Practice*, *9*, 85—94.

Herman, S. M. (1992). Client-therapist similarity on the Multimodal Structural Profile as predictive of psychotherapy outcome. Doctoral dissertation, Department of Psychology, Rutgers University.

Herman, S. M. (1993). A demonstration of the validity of the Multimodal Structural Profile through a correlation with the Vocational Preference Inventory. *Psychotherapy in Private Practice*,*11*, 71—80.

Hersen, M. , & Ammerman R. T. (Eds.) (1994). *Handbook of prescriptive treatments for adults*. New York: Plenum.

Horney,K. (1950). *Neurosis and human growth : The struggle towards self-realization*. New York: Norton.

Howard, K. I. , Kopta, S. M. , Krause, M. S. , & Orlinski, D. E. (1986). The dose-effect relationship in psychotherapy. *American Psychologist*, *41*,

159—164.

Howard, G. S., Nance, D. W., & Myers, P. (1987). *Adaptive counseling and therapy.* San Francisco: Jossey-Bass.

Hoyt. M. F. (1989). On time in brief therapy, In R. Wells & V. Gianetti (Eds.), *Handbook of brief psychotherapies.* New York: Plenum.

Hoyt, M. F. (1995). *Brief therapy and managed care.* San Francisco: Jossey-Bass.

Karasu, T. B. (1992). *Wisdom in the practice of psychotherapy.* New York: Basic.

Karpel, M. A. (1994). *Evaluating couples : A handbook for practitioners.* New York: Norton.

Katzenbach, J. R. (1995). *Real change leaders.* New York: Times Business (Random House).

Kazdin, A. E. (1984). Integration of psychodynamic and behavioral psychotherapies: Conceptual Versus Empirical Synthesis. In H. Arkowitz, & S. B. Messer (Eds.), *Psychoanalytic therapy and behavior therapy : Is integration possible?* New York: Basic.

Kazdin, A. E. (1996). Combined and multimodal treatments in child and adolescent psychotherapy: Issues, challenges, and research directions. *Clinical Psychology : Science and Practice,3,* 69—100.

Kellermann, P. F. (1992). *Focus on psychodrama.* Philadelphia: Jessica Kingsley.

Kennedy. R. (1976). Self-induced depersonalization syndrome. *American Journal of Psychiatry,133,*1326—1328.

Klerman, G. L., Weissman, M. M., Rounsaville, B. J., & Chevron, E. S. (1984). *Interpersonal psychotherapy of depression.* New York: Basic.

Koegler, R. R., & Cannon,J. A. (1966). Treatment for the many. In G. J. 168 Wayne & R. R. Koegler (Eds.), *Emergency, psychiatry and brief therapy.* Boston: Little, Brown.

Kopp, R. R. (1995). *Metaphor therapy.* New York: Brunner/Mazel.

Kopta, S. M., Howard, K. I., Lowry, J. L., & Beutler, L. E. (1994). Patterns of symptomatic recovery in psychotherapy. *Journal of Consulting and Clinical Psychology,62,* 1009—1016.

Kwee, M. G. T. (1996). Personal communication.

Kwee, M. G. T., & Holdstock, T. L. (1996). (Eds.). *Western and Buddhist psychology :Clinical perspectives.* Delft: Eburon.

Kwee, M. G. T., & Lazarus, A. A. (1986). Multimodal therapy: The cog-

nitive-behavioral tradition and beyond. In W. Dryden & W. Golden (Eds.),
Cognitive-behavioral approaches to psychotherapy. London: Harper &
Row.

Lambert, M. J. (1992). Psychotherapy outcome research: Implications for
integrative and eclectic therapists. In J. C. Norcross & M. R. Goldfried
(Eds.), *Handbook of psychotherapy integration*. New York: Basic.

Landes, A. A. (1988). Assessment of the reliability and validity of the Multi-
modal Structural Profile Inventory. Doctoral Dissertation, Graduate School
of Applied and Professional Psychology, Rutgers University.

Landes, A. A. (1991). Development of the Structural Profile Inventory. *Psy-
chotherapy in Private Practice*, *9*, 123—141.

Lazarus, A. A. (1956). A psychological approach to alcoholism. *South Afri-
can Medical Journal*, *30*, 707—710.

Lazarus, A. A. (1965). Towards the understanding and effective treatment of
alcoholism. *South African Medical Journal*, *39*, 736—741.

Lazarus, A. A. (1967). In support of technical eclecticism. *Psychological Re-
ports*, *21*, 415—516.

Lazarus, A. A. (1968). Learning theory and the treatment of depression. *Be-
haviour Research and Therapy*, *6*, 83—89.

Lazarus, A. A. (1969). Broad-spectrum behavior therapy. *Newsletter of the
Association for Advancement of Behavior Therapy*, *4*, 5—6.

Lazarus, A. A. (1971). *Behavior therapy and beyond*. New York: McGraw-
Hill. (Reissued by Jason Aronson, with updated preface, 1996.)

Lazarus, A. A. (1973). Multimodal behavior therapy: Treating the BASIC
ID. *Journal of Nervous and Mental Disease*, *156*, 404—411.

Lazarus, A. A. (1976). *Multimodal behavior therapy*. New York: Springer
Publishing.

Lazarus, A. A. (1976a). Psychiatric problems precipitated by transcendental
meditation. *Psychoological Reports*, *39*, 601—602.

Lazarus, A. A. (1977). Toward an egoless state of being. In A. Ellis & R.
Grieger (Eds.), *Handbook of rational-emotive therapy*. New York: Spring-
er Publishing.

Lazarus, A. A. (1981). *The practice of multimodal therapy*. New York:
McGraw-Hill.

Lazarus, A. A. (1984). *In the mind's eye*. New York: Guilford.

Lazarus, A. A. (1985). *Marital myths*. San Luis Obispo, CA: Impact.

Lazarus, A. A. (1989). *The practice of multimodal therapy* (Update). Baltimore: Johns Hopkins University Press.

Lazarus, A. A. (1989a). Why I am an eclectic (not an integrationist). *British Journal of Guidance and Counselling*, *17*, 248—258.

Lazarus, A. A. (1989b). The practice of rational-emotive therapy. In M. E. Bernard & R. DiGmseppe (Eds.), *Inside rational-emotive therapy*. New York: Academic.

Lazarus, A. A. (1992). When is couples therapy necessary and sufficient? 169 *Psychological Reports*, 70, 787—790.

Lazarus, A. A. (1993). Tailoring the therapeutic relationship, or being an authentic chameleon. *Psychotherapy*, *30*, 404—407.

Lazarus, A. A. (1994). How certain boundaries and ethics diminish therapeutic effectiveness. *Ethics & Behavior*, *4*, 255—261.

Lazarus, A. A. (1995). Different types of eclecticism and integration: Let's be aware of the dangers. *Journal of Psychotherapy Integration*, *5*, 27—39.

Lazarus, A. A. (1995a). Adjusting the carburetor: Pivotal clinical interventions in marital and sex therapy. In R. C. Rosen & S. R. Leiblum (Eds.), *Case studies in sex therapy*. New York: Guilford.

Lazarus, A. A. (1996). The utility and futility of combining treatments in psychotherapy. *Clinical Psychology : Science and Practice*, *3*, 59—68.

Lazarus, A. A., & Beutler, L. E. (1993). On technical eclecticism. *Journal of Counseling & Development*, *71*, 381—385.

Lazarus, A. A., Beutler, L. E & Norcross, J. C. (1992). The future of technical eclecticism. *Psychotherapy*, *29*, 11—20.

Lazarus, A. A., & Davison, G. C. (1971). Clinical innovation in research and practice. In A. E. Bergin & S. L. Garfield (Eds.), *Handbook of Psychotherapy and Behavior Change*. New York: Wiley.

Lazarus, A. A., & Fay, A. (1982). Resistance or rationalization? A cognitive-behavioral perspective. In P. L. Wachtel (Ed.), *Resistance : psychodynamic and behavioral approaches*. New York: Plenum.

Lazarus, A. A., & Fay, A. (1984). Behavior therapy. In T. B. Karasu (Ed.), *The psychiatric therapies*. Washington, DC: American Psychiatric Press.

Lazarus, A. A., & Fay, A. (1990). Brief psychotherapy: Tautology or oxymoron? In J. K. Zeig & S. G. Gilligan (Eds.), *Brief therapy : Myths, methods, and metaphors*. New York: Brunner/Mazel.

Lazarus, A. A., & Fay, A. (1992). *I Can If I Want To*. New York: Morrow.

Lazarus, A. A., & Lazarus, C. N. (1991). *Multimodal life history invento-*

ry. Champaign, IL: Research Press.

Lazarus, A. A. , Lazarus, C. N. , & Fay, A. (1993). *Don't believe it for a minute! 40 toxic ideas that are driving you crazy.* San Luis Obispo,CA: Impact.

Lazarus, A. A. , & Mayne, T. J. (1990). Relaxation; *Some limitations, side effects, and proposed solutions. Psychotherapy, 27*, 261—266.

Lazarus, A. A. & Messer, S. B. (1991). Does chaos prevail? An exchange on technical eclecticism and assimilative integration. *Journal of Psychotherapy Integration, 1*, 143—158.

Lazarus, C. N. (1991). Conventional diagnostic nomenclature versus multimodal assessment. *Psychological Reports, 68*, 1363—1367.

Leiblum, S. R. , & Rosen, R. C. (Eds.), 1988. *Sexual desire disorders.* New York: Guilford.

Lief, H. I. (1977). What's new in sex research? Inhibited sexual desire. *Medical Aspects of Human Sexuality, 2(7)*, 94—95.

London, P. (1964). *The modes and moral of psychotherapy.* New York: Holt, Rinehart & Winston.

Masters, W. H. , &Johnson, V. E. (1970). *Human sexual inadequacy.* Boston: Little, Brown.

Meichenbaum, D. (1994). *A clinical handbook / practical therapist manual for assessing and treating adults with post-traumatic stress disorder* (PTSD). Ontario, Canada: Institute Press.

170 Menninger, K. (1958). *Theory of psychoanalytic technique.* New York: Basic.

Messer, S. B. , & Warren, C. S. (1995). *Models of brief psychodynamic therapy.* New York: Guilford.

Miller, N. E. , & Dworkin, D. (1977). Critical issues in therapeutic applications of biofeedback, In G. E. Schwartz &J. Beatty (Eds.), *Biofeedback: Theory and research.* New York: Academic.

Mueser, K. T, & Glynn, S. M. (1995). *Behavioral family therapy for psychiatric disorders.* Needham Heights, MA: Allyn & Bacon.

Omer, H. (1994). *Critical interventions in psychotherapy.* New York: Norton.

Peterson, D. R. (1995). The reflective educator. *American Psychologist, 50*, 975—983.

Prochaska, J. O. , & DiClemente, C. C. (1992). The transtheoretical approach, In J. C. Norcross & M. R. Goldfried (Eds.), *Handbook of psy-*

chotherapy integration. New York: Basic.

Prochaska, J. O., Norcross, J. C., & DiClemente, C. C. (1994). *Changing for good*. New York: Avon.

Reid, W. H. (1980). *Basic intensive psychotherapy*. New York: Brunner/ Mazel.

Rescorla, R. A. (1988). Pavlovian conditioning: It's not what you think it is. *American Psychologist*, *43*, 151—160.

Rogers, C. R. (1957). The necessary and sufficient conditions of therapeutic personality change. *Journal of Consulting Psychology*, *21*, 95—103.

Rosen, R. C., & Leiblum, S. R. (Eds.). (1995). *Case studies in sex therapy*. New York: Guilford.

Rudolph,J. A. (1985). Multimodal treatment of agoraphobia: A problem-focused approach. In A. A. Lazarus (Ed.), *Casebook of multimodal therapy*. New York: Guilford.

Safran,J. D., Crocker, P., McMain, S., & Murray, P. (1990). Therapeutic alliance rupture as a therapeutic event for empirical investigation. *Psychotherapy*,*27*, 154—165.

Seligman, M. E. P. (1994). *What you can change & what you can't*. New York: Knopf.

Shapiro, F. (1995). *Eye movement desensitization and reprocessing*. New York: Guilford.

Shevrin, H., & Dickman, S. (1980). The psychological unconscious: A necessary assumption for all psychological theory? *American Psychologist*, *35*, 421—434.

Sifneos, P. E. (1992). *Short-term, anxiety-provoking psychotherapy*. New York: Basic.

Small, L. (1971). The brief psychotherapies. New York: Brunner/Mazel.

Staats, A. W. (1996). Behavior and personality. New York: Springer Publishing.

Strunk, W., & White, E. B. (1979). *The elements of style* (3rd ed.). New York: Macmillan.

Talmon, M. (1993). *Single session solutions*. New York: Addison-Wesley.

Tyrer, P. J. (1982). Anxiety states. In E. S. Paykel (Ed.), *Handbook of affective disorders*. New York: Guilford.

Watzlawick, P., Weakland,J., & Fisch, R. (1974). *Change: Principles of problem formation and problem resolution*. New York: Norton.

Wells, R. A., & Gianetti, V. J. (Eds.) (1990). *Handbook of the brief psy-*

chotherapies. New York: Plenum.

Wilson, G. T. (1995). Empirically validated treatments as a basis for clinical practice: Problems and prospects. In S. C. Hayes, V. M. Folette, R. D., Dawes, & K. Grady (Eds.), *Scientific standards of psychological practice: Issues and recommendations*. Reno, NV: Context.

Wooltolk, R. L. (1992). Hermeneutics, social constructionism, and other items of intellectual fashion: Intimations for clinical science. *Behavior Therapy*, *23*, 213—223.

Zeig, J. K., & Gilligan, S. G. (Eds.) (1990). *Brief therapy: Myths, methods, and metaphors*. New York: Brunner/Mazel.

Zilbergeld, B. (1978). *Male sexuality*. New York: Bantam.

Zilbergeld, B. (1992). *The new male sexuality*. New York: Bantam.

Zilbergeld, B., & Lazarus, A. A. (1987). *Mind power*. New York: Ivy.

人 名 索 引

（索引后的页码为边码）

主 题 索 引

（索引后的页码为边码）

176

图书在版编目(CIP)数据

简明综合心理治疗:多模式方法/〔美〕拉扎勒斯著;
方莉,程文红译.—北京:商务印书馆,2009(2023.3重印)
(心理治疗译丛)
ISBN 978 - 7 - 100 - 05951 - 0

Ⅰ.①简… Ⅱ.①拉…②方…③程… Ⅲ.①精神
疗法 Ⅳ.①R749.055

中国版本图书馆 CIP 数据核字(2008)第 133274 号

心 理 治 疗 译 丛
简明综合心理治疗
——多模式方法
〔美〕阿诺德·A.拉扎勒斯 著
方莉 程文红 译

商 务 印 书 馆 出 版
(北京王府井大街 36 号 邮政编码 100710)
商 务 印 书 馆 发 行
北京市白帆印务有限公司印刷
ISBN 978-7-100-05951-0

2009 年 7 月第 1 版   开本 650×1000 1/16
2023 年 3 月北京第 2 次印刷   印张 13¼
定价:66.00 元